从膜的解剖解读疝手术精髓

图解疝手术的基础与要点

【监修】

（日）加纳宣康

龟田综合医院副院长，外科顾问，内镜手术中心负责人

【主编】

（日）三毛牧夫

龟田综合医院外科主任

【主译】

刘金钢　李航宇

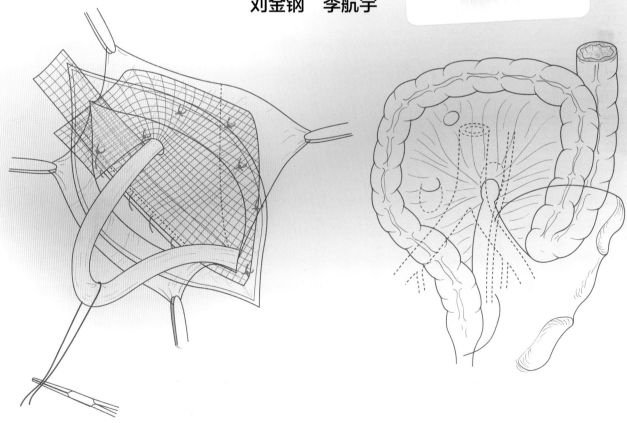

辽宁科学技术出版社

·沈 阳·

Authorized translation from the Japanese language edition, entitled
正しい膜構造の理解からとらえなおす ヘルニア手術のエッセンス
ISBN: 978-4-260-01927-9
監修：加納宣康
著：三毛牧夫
published by IGAKU-SHOIN LTD., TOKYO Copyright©2014

All Rights Reserved. No part of this book may be reproduced or transmitted in any form or by any means, electronic or mechanical, including photocopying, recording or by any information storage retrieval system, without permission from IGAKU-SHOIN LTD.

Simplified Chinese Characters edition published by Liaoning Science and Technology Publishing House Ltd.

©2018，简体中文版权归辽宁科学技术出版社所有。
本书由IGAKU-SHOIN LTD., TOKYO授权辽宁科学技术出版社在中国出版中文简体字版本。著作权合同登记号：06-2016年第29号。
版权所有·翻印必究

图书在版编目（CIP）数据

图解疝手术的基础与要点：从膜的解剖解读疝手术精髓/（日）三毛牧夫主编；刘金刚，李航宇主译．—沈阳：辽宁科学技术出版社，2019.4
ISBN 978-7-5591-1091-6

Ⅰ．①图… Ⅱ．①三… ②刘… ③李… Ⅲ．①疝－腹腔疾病－外科手术－图解 Ⅳ．① R656.2-64

中国版本图书馆 CIP 数据核字（2019）第 036187 号

出版发行：辽宁科学技术出版社
　　　　　（地址：沈阳市和平区十一纬路25号　邮编：110003）
印 刷 者：辽宁新华印务有限公司
经 销 者：各地新华书店
幅面尺寸：210 mm × 285 mm
印　　张：11.5
插　　页：4
字　　数：260 千字
出版时间：2019 年 4 月第 1 版
印刷时间：2019 年 4 月第 1 次印刷
责任编辑：郭敬斌
封面设计：顾　娜
版式设计：袁　舒
责任校对：徐　跃

书　　号：ISBN 978-7-5591-1091-6
定　　价：178.00元

编辑电话：024-23284363　13840404767
E-mail:guojingbin@126.com
邮购热线：024-23284502
http://www.lnkj.com.cn

著译者名单

主编

三毛牧夫　日本外科学会指导委员　外科专家

　　　　　日本消化道外科学会指导委员　消化道外科专家

主译

刘金钢　中国医科大学附属第四医院

李航宇　中国医科大学附属第四医院

参译

张德巍　中国医科大学附属第四医院

李宏武　中国医科大学附属第四医院

杨大业　中国医科大学附属第四医院

魏士博　中国医科大学附属第四医院

唐世磊　中国医科大学附属第四医院

姜晓峰　中国医科大学附属第四医院

蒋会勇　中国人民解放军北部战区总医院

监修者序

作为外科医生多年，虽然我也培育了许多弟子，但在腹股沟疝和股疝方面因为已经熟悉以前的知识和技术操作，因而对于平时的学习就容易懈怠。我在这个领域努力学习新知识已经是20世纪90年代前半期的事了，也就是在这个领域刚引进了腹腔镜手术的时候。因为这个新技术引进时，我作为这个领域的先锋人员，责任重大，所以当时拼命学习，在技术的开发、改良上倾注了很多心血。

然而，回顾最近十年，我切实感受到自己学习不足，实在有愧于心。

在这一点上，本书的作者三毛牧夫部长，不仅经常寻求新知识，研究最新的论文，而且在此过程中他还经常研读许多论文里引用的原著，努力汲取原著者的意图。在这方面他投入了十足的热情，甚至将视点深入到了100年前的论文中，有很多不为人知，那个架势着实让人联想到了修行者。

展现着如此生存方式的三毛牧夫部长，这次，在医学书院的盛情邀请下，出版了《图解疝手术的基础与要点——从膜的解剖解读疝手术精髓》。本书中，从发生学角度正确理解筋膜构成，并在此基础上详述了腹股沟、股疝的基本治疗方法。另外，关于目前为止的各种手术方法，均有以原著为中心展开的记载。

对于年轻的外科医生们来说，需要不断学习新技术，本书绝对是让人兴奋的一本好书。此外，对于腹股沟、股部以外的疝气问题，本书包含了对于目前治疗方法的思考，以及错误的理解方式，并附着相关论据以阐明其本质。

作者想通过这本书，提醒和自己一样每天还进行着手术的外科医生们"经常反省自己正在进行的操作是否为理想术式，能否用深刻的科学原则重新审视自己的手术技术"。本书就是这些具体的内容。

关于临床解剖，前一部著作的《腹腔镜下大肠癌手术——基于发生学的筋膜解剖手术技术》（医学书院，2012）中已经充分记载，因此，推荐您能将它和本书放在一起参考阅读，相信一定能够加深您的理解。

本书并无读者在年龄与经验年数上的限制，希望有助于所有的外科医生学习新的知识。

龟田综合医院副院长，外科顾问，内镜手术中心负责人　加纳宣康

2014 年 6 月

原书序

外科学是一门决策和临床解剖的学问。很多外科医生觉得这样的说法是不言而喻的事，现实并非如此。

决策是什么？外科疾病的决策并不是做出诊断就完事了，而是根据患者时刻变化的症状，考虑选择方案 A 好呢，还是应该选择方案 B，最后才做出决定。如果外科医生的头脑内没有方案 A 和方案 B 的 evidence（必须用这个词）的话，就无法做出正确的决策。而且对于仅知道方案 A 和方案 B 选择的外科医生来说，是无法做出其他决策的。例如，在某脏器的手术中，虽然实际上有很多术式，但如果只选择这两种术式，对于患者而言还有其他术式为最佳选择的话，会对患者造成不利。因此，为了能够做出正确的决策，一定要汇总所有的术式，比对各自优缺点。经常怀揣如何治疗患者的哲学，多多积累依据临床的决策方式，不仅使患者获得很大的益处，外科医生的价值也会更加体现。必须理解的是，首先要控制疾病基础，理解疾病的全貌，在此基础上再进行面向疾病的外科治疗。

关于临床解剖，拙著《腹腔镜下大肠癌手术——基于发生学的筋膜解剖手术技术》（医学书院，2012）里已有充分记载，首先想强调的是应该存在于总论上。此外，临床解剖是手术技术的基础，从"发生学角度"理解临床解剖，才能诞生新的外科医生。

本书从发生学角度出发，在正确理解筋膜解剖的基础上详述了腹股沟、股疝的基本治疗方法。另外，关于目前为止的各种手术法，也根据原著作了记载。此外，本书中关于腹股沟疝和股疝以外的疝，主要包括目前治疗方法的思考、错误的理解方式，同时也包含了相应的论文论据。对于错误理解的疝的概念，本书中也尽量添加了我的想法及理论。其实，在写"疝"的过程中，我还想给偏爱各种手术的外科医生们提个醒，希望他们能够"经常反省自己正在进行的操作是否为理想术式，能否用深刻的科学原则重新审视自己的手术技术"。本书若能稍微增加各位读者的决策选择，并有助于读者在正确理解临床解剖的基础上进行手术，将是笔者的幸运。

最后，由衷感谢我院的副院长加纳宣康老师对我的文章的校对及指导。已故的原癌症研究会附属医院外科主任高桥孝先生给予我很多教诲，在此将本书献上并表示深深的感谢。此外，对于每天和我一起工作的各位医护人员和技术人员也表示深深的感谢。

这本书也送给虽然经过姐姐直子竭尽全力的照顾但终归天堂的母亲康。对于这两年来的原创插图，要感谢哥哥巧的朋友——青木出版工作室的青木勉先生。此外，还要感谢妻子千津子对我工作的充分理解和支持。

另外，感谢给予本书出版机会的医学书院的伊东隼一先生、饭村二先生及筒井进先生。

龟田综合医院外科主任　三毛牧夫

2014 年 6 月　初夏

目录

旁注

基础篇

■ 前言

腹股沟疝作为腹外疝的代表，其手术难度相当于阑尾、痔疮手术，是外科实习医生最容易上手的手术，因此被认为是比较简单的手术操作。然而，关于腹股沟疝修补术，经过长期的积累，存在各种各样的解剖方式及观点。为了正确引导现状，有必要按照临床解剖精细考察。此外，目前实施这个手术的基本上都是年轻的外科医生，这使其极有可能实现。

另外，与腹壁相关的除了腹股沟疝以外，还有其他腹外疝及腹内疝，将其病因从发生学的角度来考虑，能明确的事情也有很多。

此外，外科医生本身就有可能造成腹壁切口疝。虽然有很多关于使用各种辅助材料的研究报告，但是通过本书我们希望进一步了解造成切口疝原因及关腹方法的相关证据。

本书中，首先在总论部分，从名词定义、肠转位与腹膜、愈合、肠闭塞症等方面着眼，以此为基础展开说明。另外，本书中还记载了为了避免医源性腹壁切口疝的腹壁缝合法、补片使用的观点等作为普外科医生应该知道的总论事项。通过本书，希望传达一种观念：重新思考一下一直使用的技术。

Ⅰ 名词定义——疝

外科学中的疝一般大体分为腹壁疝即"腹外疝"和体腔内的"腹内疝"。就发生频率而言，腹外疝大多是指具有代表性的腹股沟疝，即在腹壁缺损部位，疝囊（腹膜）向外膨出而形成的疝。与之相对应的腹内疝，Steinke 定义为：体内脏器（特别是肠管）进入体腔内的窝及孔而形成的疝。腹外疝这个名词一般很少使用，往往在与腹内疝区别时才有必要使用这个术语。

1. 剥离、切离及愈合、愈着

手术治疗通常分为应保留的部分与应切除的部分，即保留前者、去除后者的操作。正因如此，需要我们确切厘清作为解剖界线的筋膜构成。严格来说，该界线是一条细线。如果是幅宽大线的话，那么沿着该界线切除就不是"剥离"而是"切离"了。此外，区别理解"愈合"和"愈着"也很重要，如果不能准确判断，就无法进行滑疝的治疗。

两层浆膜之间被认为是血管通道，这样的两个面相对，浆膜之间接触时便形成愈合筋膜。因此，在多层结构（multi-layer structure）下构成它的任何筋膜都不易愈合。此外，在实际的临床应用中，有时也存在使用只从自身术野的角度所认知的"愈合"这个名词。所谓的临床解剖是使手术得以顺利进行的前提，改变基础的话，就无法掌握手术。

愈合的简单定义就是"两层浆膜合成一层浆膜"。总之，在疝手术中，愈合是指剥离相关的疝囊内器官，并使疝囊消失。

2. 胚胎期的腹膜构造、体壁

为了研究腹内疝，发生学的知识是不可或缺的，这对治疗的观点也有一定的影响。**图1**是胚胎期的腹膜构造、体壁的基本图。Tobin 等及佐藤的解释可作为体干周围筋膜构成的基础。据此我们可以将横膈膜之尾侧体干的构造简化为圆筒内的直线肠管。而且，该结构可分为腹腔内的结构（圆筒内的结构）和体壁的结构（圆筒壁的结构）两部分来研究。在前者的头侧腹部，有背侧肠系膜（图1B）和腹侧肠系膜（图1A），在尾侧腹部只有背侧肠系膜与肠管相关；后者是环状结构，作为支撑结构的内侧，腹膜下筋膜浅层和深层存在于腹部全周。体壁以筋膜为中心，成为对称的位置关系。因此，可认为体干在发生学上是多层结构（洋葱结构：onion structure）。

在发生学中，存在于体干的膜结构从皮肤表面开始定义分为"浅"以及"深"。从这个意义上来讲，与腹膜接近的腹膜下筋膜"深层"按照文字上来讲被称作腹膜下筋膜的情况比较多，在

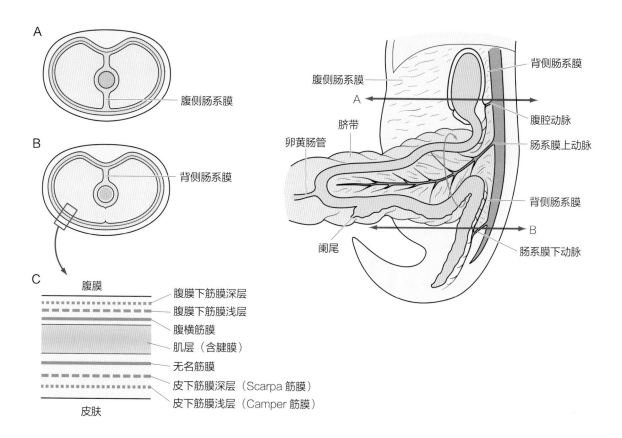

A 腹侧肠系膜

B 背侧肠系膜

腹侧肠系膜
脐带
卵黄肠管
阑尾
背侧肠系膜
腹腔动脉
肠系膜上动脉
背侧肠系膜
肠系膜下动脉

C
腹膜
腹膜下筋膜深层
腹膜下筋膜浅层
腹横筋膜
肌层（含腱膜）
无名筋膜
皮下筋膜深层（Scarpa 筋膜）
皮下筋膜浅层（Camper 筋膜）
皮肤

图1 胚胎期的腹膜构造、体壁的基本图

体干周围的基本结构分为腹腔内的结构（圆筒内的结构）和体壁的结构（圆筒壁的结构）两部分。

背侧体壁，也有被称作后腹膜下筋膜的情况。但是，本书不使用前后的表达，把原本的腹膜下筋膜深层定义应用于腹部、骨盆、腹股沟股部（**图1C**）。关于腹膜下筋膜，重要的是这个两层筋膜，即浅层和深层互相独立存在的位置关系，肠管转位与肠管及肠系膜没有关系（**图1C**）。

以上述概念为基础理解腹股沟部的筋膜解剖，那么在腹横筋膜和腹膜之间有两层筋膜存在。浅层是腹膜下筋膜浅层，深层是腹膜下筋膜深层（**图2**）。在有关疝的书中，称作腹膜前筋膜的情况比较多，分为浅叶和深叶，在本书中这些筋膜作为全身的一部分，使用腹膜下筋膜浅叶、深叶的名称。这是因为在腹腔内手术，大部分是指相对于背侧的腹膜下筋膜，因此被称为"下"，使用本来在外科学避免使用的名称反而更容易理解。

但是，如果称为"后"，是指"后腹膜下"，故应该避免使用"后"和"下"，否则就重复使用了。在本书中笔者使用了腹膜下筋膜这一名词，未使用"前"和"后"，"上"和"下"。这是

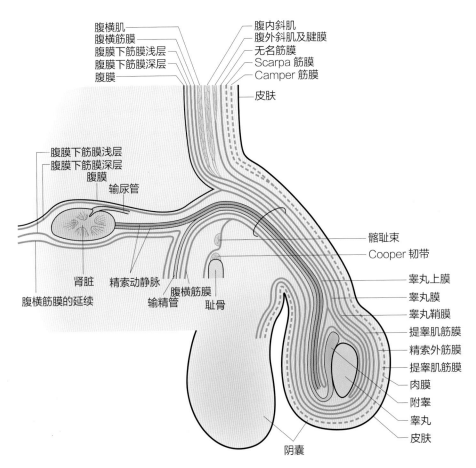

腹横肌
腹横筋膜
腹膜下筋膜浅层
腹膜下筋膜深层
腹膜

腹内斜肌
腹外斜肌及腱膜
无名筋膜
Scarpa 筋膜
Camper 筋膜
皮肤

腹膜下筋膜浅层
腹膜下筋膜深层
腹膜
输尿管

髂耻束
Cooper 韧带

肾脏
精索动静脉
腹横筋膜
睾丸上膜
腹横筋膜的延续
输精管
耻骨
睾丸膜
睾丸鞘膜
提睾肌筋膜
精索外筋膜
提睾肌筋膜
肉膜
附睾
睾丸
皮肤
阴囊

图2 从腹股沟部到阴囊的筋膜构成
从腹腔到阴囊的筋膜构成。在阴囊，筋膜不都是全周存在，也有不能在横断面表示的可能性。

因为，在外科学中表示一个方向的名称不能意味着两个方向。通常表示手术中方向的名称，只能使用"头、尾""左、右""浅、深"，这些名称不意味着两个方向。因此，从全身筋膜构成的角度看，只有腹膜下的"下"是从腹腔内看到的腹膜的下面，这是个例外情况。至少使用腹膜下筋膜浅层、深层，外科医生的手术以体腔内的手术为主，一定要考虑全身的多层结构。

Ⅱ 肠管转位至腹膜，愈合

　　除了上述的"胎儿期的腹膜构造、体壁"，在腹腔内的腹内疝中，肠管转位至腹膜以及愈合的概念是不可或缺的。

　　胎儿期的初期，中肠起源的肠呈管状，但只有一个短的肠系膜连接于背侧腹壁，通过卵黄肠管和卵黄囊连接（图1）。约4周，中肠的发育速度超过了腹部的成长速度，急速伸长，形成了一过性的中肠襻。头侧的脚（头侧脚或者前动脉脚）发展为远端十二指肠和空肠。尾侧的脚（尾侧

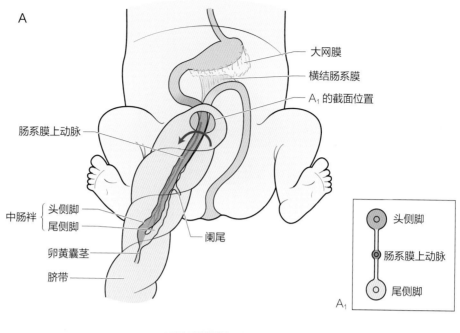

A

大网膜
横结肠系膜
A₁ 的截面位置
肠系膜上动脉
中肠袢 { 头侧脚 / 尾侧脚
阑尾
卵黄囊茎
脐带

头侧脚
肠系膜上动脉
尾侧脚
A₁

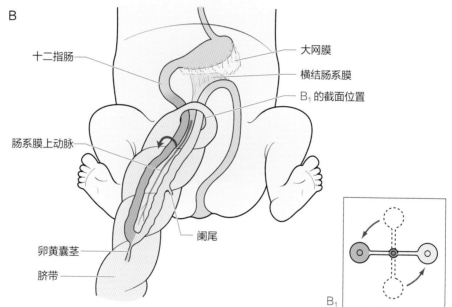

B

十二指肠
大网膜
横结肠系膜
B₁ 的截面位置
肠系膜上动脉
阑尾
卵黄囊茎
脐带

B₁

图3 **肠管转位和各肠系膜的关系**

原本 1 层的背侧肠系膜以肠系膜上动脉为中心转位。

A：中肠袢的脚和结肠中动脉的关系的开始。在这个时点被称作头侧脚和尾侧脚。

B：中肠的头侧脚逆时针旋转 90°。在躯干定义"回转方向"，意味着"朝向躯干看到的部分"。

脚或者后动脉脚）形成回肠、盲肠、阑尾、升结肠及近侧 2/3 的横结肠。因为中肠急速伸长，加之肝脏急速增大，导致生理性脐疝的发生，中肠袢进入了胚外体腔中（**图3A**）。此后，中肠开始返回腹腔内，并且在肠系膜上动脉的周围开始转位。中肠的头侧脚逆时针回转 90°（**图3B**）。以躯干定义"回转方向"，意味着"朝向躯干看到的部分"。

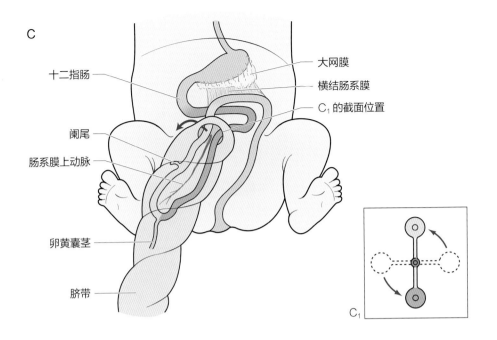

C

十二指肠

大网膜

横结肠系膜

C_1 的截面位置

阑尾

肠系膜上动脉

卵黄囊茎

脐带

C_1

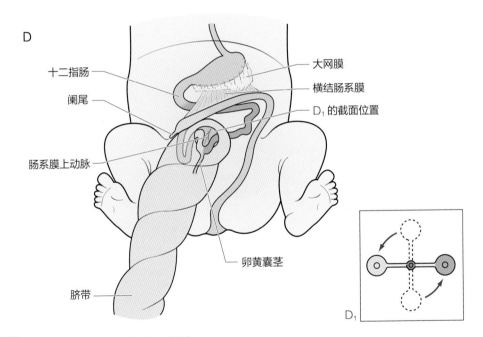

D

十二指肠

大网膜

阑尾

横结肠系膜

D_1 的截面位置

肠系膜上动脉

卵黄囊茎

脐带

D_1

图3 肠管转位和各肠系膜的关系（续）

C：第 10 周左右，肠管开始返回腹腔。进一步旋转 90°。
D：大体上肠管返回腹腔的状态。到这个状态，肠管进一步旋转 90°，合计旋转 270°。

　　第 10 周左右，肠开始返回至腹腔。另外，再旋转 90°（**图 3C**）。在整体上完全旋转 270°，据此形成了正常的十二指肠的 C 袢（**图 3D**）。

　　胎儿期的后期，盲肠旋转，到达了腹腔右尾侧的正常位置。而且各肠系膜完成了与腹膜的愈合，从而使大肠固定于后腹膜（**图 3E**）。关于肠系膜与腹膜的固定，愈合筋膜的概念是不可或缺的，各结肠系膜与腹膜愈合，从而使大肠固定于腹膜。

　　肠管旋转和愈合程度的异常形成了各种各样的腹内疝。

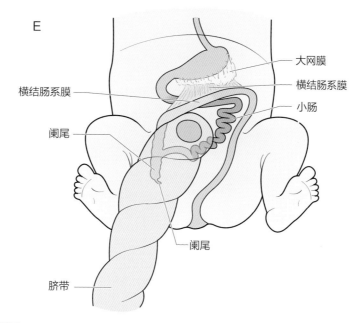

E

大网膜

横结肠系膜

横结肠系膜

小肠

阑尾

阑尾

脐带

图3 肠管转位和各肠系膜的关系（续）

E：胎儿期的后期，盲肠旋转，到达了腹腔右尾侧的正常位置，而且各肠系膜完成了从腹膜和愈合到大肠的后腹膜的固定。

但是，仅仅上述原因并不一定形成腹内疝，后面将详细说明腹内疝（第138页）。

Ⅲ　肠梗阻

与疝相关的症状包括肠梗阻。因此，与本书肠闭塞症有关的观点描述如下。

1. 名词定义

日本至今都使用"肠梗阻"这一名称来表示所有的肠闭塞症。肠梗阻分为机械性肠梗阻和功能性肠梗阻。机械性肠梗阻一般分为由于粘连、肿瘤等导致的单纯性闭塞，以及由于绞窄、套叠、扭转、嵌顿等导致的复杂性肠梗阻。

然而，欧美定义为：机械性肠梗阻被称为小肠梗阻（small bowel obstruction：SBO），或在大肠被称为大肠梗阻（large bowel obstruction：LBO）。功能性肠梗阻（麻痹性肠梗阻）表达为 ileus。术后相关肠梗阻，在日本被称为功能性梗阻，术后肠梗阻（post operative ileus：POI）的概念对于外科学是不可或缺的名词。即使如此，目前应该用日本的外来语"肠梗阻"替换欧美国家使用的 SBO 和 ileus 的概念。

2. small bowel obstruction（SBO）发病率的变迁

在欧美，SBO 占急腹症外科入院的 12%~16%。1900 年的报告显示，SBO 的 1000 病例中，35% 是绞窄性疝，约 19% 是愈合性（单纯性）疝。1932 年，SBO 的 6892 病例中，约 50% 的原因是绞窄性疝，7% 是愈合性的。1955 年，SBO 的 1252 病例中，只有 10% 病因是疝，37% 是愈合性的。现在，关于 SBO 的病因，疝占 25%，腹膜愈着占 75%。这个历史的变迁可能是由于腹股沟疝根治手术的增加和开腹手术数量的增加。

3. SBO 的诊断及量化

SBO 在立位腹平片中有伴随着液气平面的小肠扩张，同一肠袢不同高度的液气平面的存在是 SBO 的重要表现。但是，Harlow 等报道这一表现只存在于 52% 的 SBO 患者中。另外，SBO 从临床表现与经过来看，可分为不完全性和完全性肠梗阻，区别在于气体或者粪便是否能通过狭窄部。使用立位腹平片有大肠气体的称作不完全性肠梗阻，没有的称作完全性肠梗阻。但是，如果是早期肠梗阻的话，结肠中可能存有一些气体和粪便，因此有必要考虑加入时间轴。而且对早期的完全性 SBO 和不完全性 SBO 的鉴别是非常困难的。同样，在放射学中与闭塞程度相对应的被分为低级别和高级别，可使用低级别不完全性梗阻和高级别不完全性梗阻等名称。前者造影剂检查显示造影剂可充分地经由梗阻部位向肛门方向流动，后者指闭塞部位口侧的扩张肠袢中造影剂被肠液稀释，几乎不向肛门侧流动。但是，注意不能与高位梗阻（high obstruction）和低位梗阻（low obstruction）等名词混淆。后者是根据梗阻部位位于小肠口侧或肛门侧来确定的。虽然也有观点认为以上分类与实际不符，但对于 SBO 还是有必要进行量化的。

诊断上，除了上述立位腹平片的诊断方法以外，最近进行 CT 检查的情况也很多。Frager 等研究表明，在怀疑 SBO 的 90 例病例研究中，CT 检查对这些病例中的完全性肠梗阻达到 100% 敏感度。另外，对不完全性肠梗阻的诊断也有更好的效果。但另一方面，也有论文显示对于高级别梗阻有 81% 的敏感度，而对低级别不完全性梗阻则只有 48% 的敏感度。因此，有些医疗机构将造影检查称为 SBO 早期放射线检查方法。但是，使用钡剂进行小肠 X 线造影会给完全梗阻病例带来危险。关于使用水溶性造影剂进行诊断、治疗的效果还在评价中，而且是否影响外科治疗还未得出明确的结论。

需要注意的是，即使是在不完全性 SBO 中，外科急诊手术有时也是必要的。适应证包括：① 腹痛和腹胀的加重；②腹膜炎，发热和白细胞升高；③ 12~24h 内完全梗阻未改善；④经过 48~72h 不完全性梗阻未见改善，进展为完全梗阻。

世界标准和日本外科间名词的差异，不只有肠梗阻和 SBO。在日本有两种观点，一种是坚持日本独立外科学立场，另一种是遵循世界标准，目前仍无定论。但是目前只能说，随着日本外科学面向世界的机会在增加，向世界共同语言靠近是目前的趋势。

诊断方法的策略，临床表现可分为部分或完全，放射学上可分为低级别和高级别，这些是非常重要的，但难以为日本外科学界接受。因此无论何时，都必须填平临床表现与影像资料的"沟壑"。

Ⅳ 避免医源性疝——腹壁切口疝使我们懂得掌握腹壁缝合知识的重要性

关于腹壁切口疝修补术，有很多详细的记载。开腹法和关腹法可能是引起腹壁切口疝的原因，但有关研究仍不充分。

关于开腹法，选择的开腹方法对于那种疾病是最佳的方法吗？有必要再进行研讨。

外科手术中关腹必须进行多种技术的选择，如分几层关腹、缝合材料、缝合方法的选择等。另外，一定要最小限度地减少切口感染、血肿、切口裂开、腹壁切口疝等术后切口并发症。这些虽然是必须充分掌握的知识，但实际上手术方法都是口口相传。即"doing what I always do"。在这部分，我们将讨论开、关腹法的基础和理论。

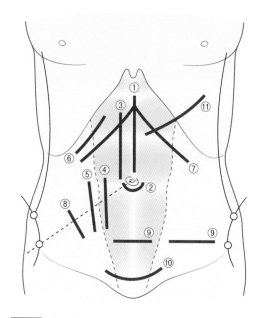

① 正中切口
② 脐下弧形切口
③ 旁正中切口
④ Lennander 旁腹直肌切口
⑤ Langenbeck 旁腹直肌切口
⑥ Kocher 切口
⑦ 双侧 Kocher 切口
⑧ McBurney 切口
⑨ 横切口
⑩ Pfannenstiel 切口
⑪ 胸腹联合切口

图 4 腹部切开方法

在腹部切开方法中，既有冠名的，也有因发生并发症而放弃使用的切开方法。

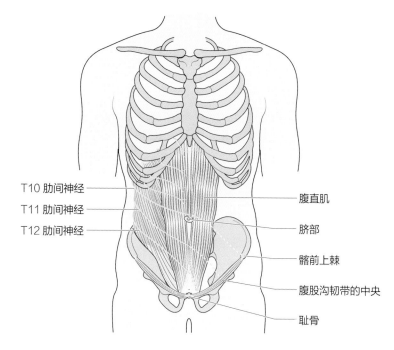

T10 肋间神经

T11 肋间神经

T12 肋间神经

腹直肌

脐部

髂前上棘

腹股沟韧带的中央

耻骨

图 5 腹部肋间神经的走行

腹部切开中，肋间神经走行也必须考虑在内。

1. 开腹术

图 4 显示了腹部切开方法。另外，显示了腹部切开时必须考虑肋间神经的走行（图 5）。

①正中切口：最易进腹，并容易延长切口，也是手术中最常用的切口，但不太符合美学观点。

②脐下弧形切口：常在脐疝手术中或作为腹腔镜手术切口使用，考虑到现代的脐整容的效果，也是一种必须反省的切口。

③旁正中切口：距正中线 1.5cm 的腹直肌切口。较正中切口花费的时间更长，也有腹直肌内感染的风险。而且要切开腱划，如从脐右侧头部切开，还必须切断肝圆韧带。因为切断了肋间神经，造成了正中侧部分的去神经化。

④ Lennander 旁腹直肌切口：急性阑尾炎手术的常用切口。进入腹直肌的肋间神经会被切断。

⑤ Langenbeck 旁腹直肌切口：因为是腹直肌外侧切开，腹壁切口疝多发，故现在已弃用。（图 6A）。

⑥ Kocher 切口：距肋弓向尾侧 3cm 沿肋弓平行切开，从腹直肌正中向外切开。常用于胆囊切除术，如左侧开口则常用于脾脏手术。向外侧延长时常有肋间神经的损伤，这也是发生大型腹壁疝的原因（图 6B）。

⑦双侧 Kocher 切口：肝脾手术及胰胃手术常用切口。缺点亦为肋间神经损伤。

⑧ McBurney 切口：以右髂前上棘与脐连线中、外 1/3 交点为中心，沿腹外斜肌腱膜纤维方向切开皮肤。最近也有沿 Langer 切线切开皮肤，将腹外斜肌腱膜沿纤维方向切开的方法。为了使腹内斜肌和腹横肌的肌纤维充分牵拉，可以将切口移向外侧。有时本想以麦氏点为中心行肌肉分离切口，在实际操作中很多都变成了 Langenbeck 切口。

⑨横切口：常用于新生儿与幼儿，与纵切口相比具有美容效果且痛苦少，对呼吸的影响也比较少。作为腹腔镜下手术的辅助切口也被逐渐广泛使用。作为下腹部辅助切口，Spigelian 半月线腱膜较宽，因此需要注意此处较易发生腹壁切口疝（半月线疝→参照第 107 页）。另外，因为切断了肌肉，与纵切口相比也有造成血流障碍的缺点。

⑩ Pfannenstiel 切口：妇科常用切口。距耻骨上缘 2cm 凸向尾侧的弧形切口，将上片向上提，于腹直肌鞘间行正中切开。

⑪胸腹联合切口：对于下部食道与上腹部的手术显露良好。右侧切口常用于肝脏及胆管手术，左侧用于食道、胃、主动脉的手术。肋间神经损伤较少（图 6C）。

正中切口与旁腹直肌切口一旦联合应用，旁腹直肌切开部萎缩废用，可能成为切口疝的发生原因（图 6D）。Kocher 切口与正中切口联合应用，锐角的部分变得薄弱（图 6E）。两个横切口及纵切口形成一字棋，中心部会产生疝（图 6F）。如果从 Kocher 切口插入引流管会使此部分变得薄弱（图 6G）。肝脏外科进行的 L 形切开也会出现相应的神经损伤（图 6H）。肝脏外科的大师，前日本国立癌中心的长谷川博先生的横切口术式中，因为横断了肋间神经（图 6I），将每根神经使用乙醇进行阻滞。J 形切口（幕内切开）可以较好地保护肋间神经（图 6J）。

将上述典型切口进行组合而开发了各种各样的切口方式，在考虑上述切口适用范围的同时，还要注意不断地改善切口的损伤。

特别是急诊手术的关腹，因为肠管水肿，难以关腹时应该用何种方法？如果术者没有腹腔内压的知识，手术是无法正确进行的。此外，在肥胖病例中选择哪种关腹方式最为妥当，关腹术式的决策是否可行等方面缺乏正确依据。另外，也应该充分讨论如何在手术记录中记载开腹、关腹术式。

2. 关腹要点

ⓐ 缝合边距、缝合针距及缝合长—切口长比率

Jenkins 将缝合长（suture length：SL）和切口长（wound length：WL）的比率（SL：WL）导入到切口的连续缝合中。根据图 7 勾股定理可得：

$$c^2 = (\frac{a}{2})^2 + (2b)^2$$

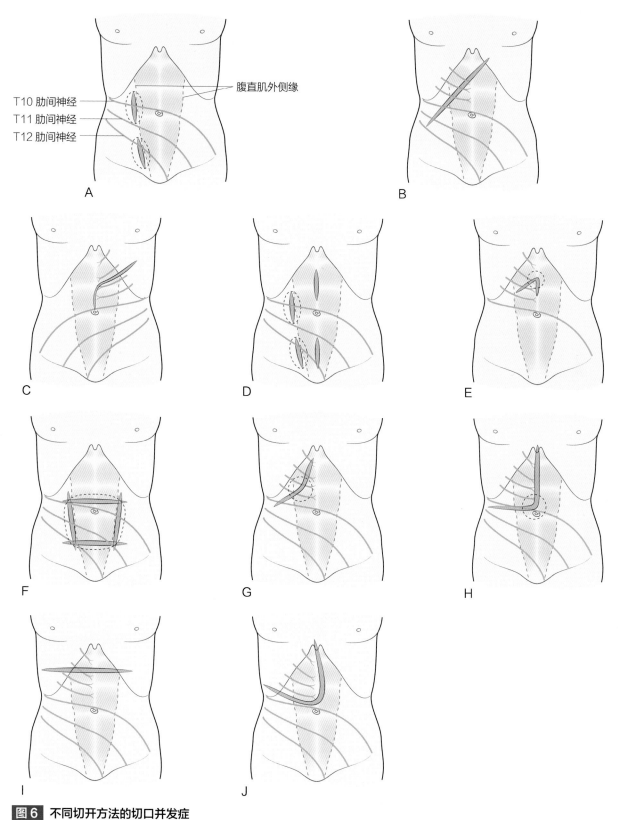

T10 肋间神经
T11 肋间神经
T12 肋间神经

腹直肌外侧缘

A

B

C

D

E

F

G

H

I

J

图6 **不同切开方法的切口并发症**

需要选择对肋间神经损伤小的切开方法，希望使用不发生腹壁切口疝的切开术式。

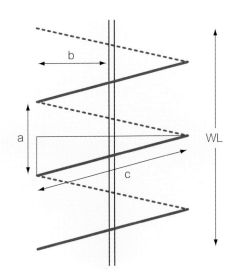

图7 缝合边距和缝合针距及 SL ： WL

SL：WL 为 4：1 以上比较好。

SL：WL 是由缝合针距（a）与缝合边距（b）所决定的。

a= 缝合针距（interval），b= 缝合边距（stitches 或 bite）；

$$SL = c \times 6,\quad WL = \frac{a}{2} \times 6,\quad SL：WL = c：\frac{a}{2}。$$

因此 SL：WL 是由缝合边距与缝合针距决定的。施行 SL：WL 在 4 以上的连续缝合时，1505 例腹部纵切口中有 1 例切口裂开发生（0.07%）。为了使腹壁切口疝发生的危险性最小，腹部正中切口应使用连续单层缝合技术（single layer technique）来缝合切口。SL：WL 至少不能小于 4。

为使 SL：WL 不小于 4，缝合是采用较大的缝合边距还是采用小针距而数量较多的小边距缝合呢？实验或临床研究表明，使用小的缝合边距（距切缘 5~8mm）及缝合针距较小的方法关腹，其感染频率、切口疝的发病频率均比较低。但到目前为止的研究表明，使用 SL：WL 在 5 以上对于关腹与体重超标的患者同样有增加切口并发症的风险。与高 SL：WL 及超重相比，反而过大的针距更可能成为危险因素。SL：WL 大于 5 时，感染和疝的发生率明显升高，考虑其发生原因与过大的针距有关。

实验研究已经明确了上述效果的机制。大的缝合针距会使肌肉和脂肪等腱膜以外的其他组织包含在缝合针距中。术后一旦腹压上升，此处的缝合压迫包含在缝合针距内的软组织并使其切断。因此，此处的缝线变得松弛，切缘分离，结果导致腹壁切口疝发生的危险度上升。理想的缝合是在不造成组织血流障碍的紧张程度下尽可能地拉近筋膜。缝线如果高度紧张会使切口变得脆弱，阻碍胶原蛋白的合成导致高感染率，因此，一定要避免此种情况的发生。

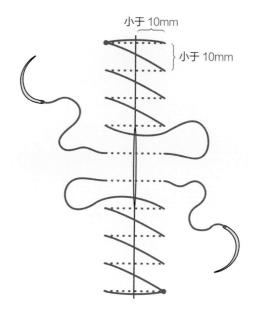

小于10mm

小于10mm

图8 连续缝合

综上考虑，目前建议采用缝合针距不足 1cm。但是考虑到作为连续缝合，与间断缝合相比，每一针的重要度都有所增加，这点需要铭记。

关于打结，一般情况下采用更多次的结扎更为安全，死结比滑结更安全。

ⓑ 缝合线的选择

关于理想的关腹法中缝线的选择，不同的 meta 分析有不同的结论。Hodgson 等的 meta 分析表明，不可吸收线更适用于连续缝合；Rucinski 等的 meta 分析结果表明，用单股吸收线的连续缝合更好；Van't Riet 等的 meta 分析认为，延迟吸收线连续缝合效果更佳，因此应使用单股延迟吸收线或不可吸收线。笔者从易于使用的角度偏好选择 PDS-Ⅱ® 线进行连续缝合。在污染手术中使用不可吸收线。而且腹膜炎手术时腹部张力大的情况下，使用导尿管测定膀胱内压，参考腹腔内压值判断关腹是否可能时，使用不可吸收线进行全层一层缝合。但是关于污染手术及急诊手术时的关腹方法，暂时并无明确的标准。

3. 关腹顺序

腹壁缝合最重要的是腱膜层的缝合，应采用 PDS-Ⅱ® 线连续、单层缝合技术。另外，腹膜缝合与切口抗张力无关，有人认为无缝合的必要性，腹膜反而不缝合。

连续缝合分别使用两个缝线从切口两端向中央缝合。为了避免缝线切断组织，应采用距切缘小于 10mm 的缝合边距，缝合针距要小于 10mm 宽度（**图8**）。最后的数针缝合完成后要将组织拉紧。另外，缝线过紧会导致组织的离断，因此要将切缘的腱膜适当地拉近。打结需 5 次以上。

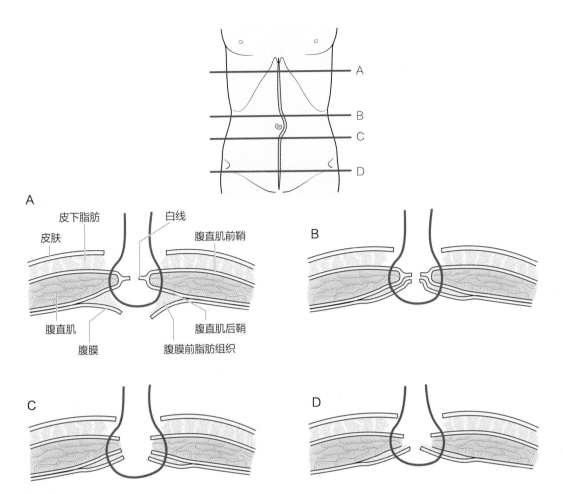

图9 腹正中切口的缝合

在头侧部分，只缝合腱膜层（A）。在脐部附近为了充分缝合腱膜层，需要连同腹膜层缝合（B）。在下腹部正中切口，为充分缝合腹直肌前鞘和后鞘，将腹直肌与腹膜充分缝合（C）。在弓状线的尾侧，将腹直肌前鞘与腹膜一起缝合（D）。

在上腹部正中切口的头侧，腹膜前脂肪组织较为丰富。在此部位，只是缝合腱膜层（**图9A**）。相反，在脐部附近，腹膜与腱膜层紧密愈合，为将腱膜层充分缝合，腹膜需要采取同样的缝合边距（**图9B**）。

在下腹部正中的切口，为了充分缝合腹直肌前鞘与后鞘，只能将腹膜一起充分紧密缝合（**图9C**）。因为弓状线以下腹直肌不存在后鞘，将腹直肌前鞘与腹膜一起进行连续缝合（**图9D**）。无论斜切口或横切口，将腹膜－腹横肌－腹直肌后鞘，腹内斜肌－腹外斜肌·腱膜－腹直肌前鞘进行连续缝合，均与正中切口相同。

皮肤缝合之前需要采取确切的止血方式，用生理盐水冲洗切口。皮下缝合有效性尚未证实，因其可能增加异物而不缝合，而且皮下不留置引流管。当然，自切口导出腹腔内引流管除外。对于皮肤缝合，原则上使用皮钉（U形钉）缝合。从美容学的观点来讲，也有使用延迟吸收线做埋线缝合的。

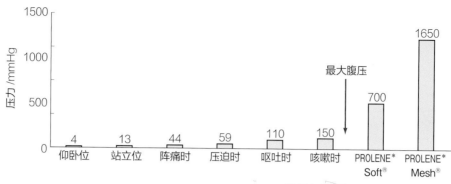

图 10 腹压与补片耐用压的比较

腹压在仰卧位时为 4mmHg，立位时 13mmHg，呕吐时可以达到 110mmHg。补片可以承受的最大值相当于 100~150mmHg 的腹压即可。

V 补片相关知识及思维方法——利益冲突

自 20 世纪 90 年代前半期开始，包括腹股沟疝、股疝在内，普通外科对大多数疝都开始使用补片修补。与此相伴随的是许多企业开始制造补片商品，而且有时企业还引领了手术技术的发展。但是如今鉴于利益对立，"试着使用企业推荐的补片"这种想法也不得不舍弃。也就是说，关于补片的使用，应充分考虑其使用的长期疗效，并在手术同意书上充分说明其在体内留置的可能性后才可进行。

随着补片手术的出现，许多企业开发了许多高价产品，但补片价格过于昂贵使其在许多国家无法得到使用。部分论文也在质疑使用这种高价产品有何意义。将市场售卖的 0.04 美元的蚊帐使用的纤维与 100 美元的补片产品（用于腹股沟疝修补术）进行随机对照试验表明：短期疗效相同。此外，偶尔可见同样结论的论文，报道了两者在长期疗效上均表现良好。

补片使用时发生的身体反应包括：①急性炎症反应（中性粒细胞为主）；②慢性炎症反应（单核细胞为主）；③异物反应（吞噬细胞，纤维细胞为主）；④纤维化。作为理想的补片应具备以下条件：①拥有足够的张力以便修补；②炎症反应控制在最低；③具有生物及化学的稳定性；④具有对感染的抵抗力。

对于补片的弹性与张力，腹压在仰卧位时为 4mmHg，立位时为 13mmHg，呕吐时达到 110mmHg。补片如果可以承受的最大值相当于 100~150mmHg 的腹压即可（图 10）。也就是说，因为通常成人最大腹腔内压为 20kPa（1kPa 即为 10g 重量置于 1cm^2 上所产生的压力），人类的腹腔变薄形成了瘤球型腹壁的张力应用 Laplace 法（$\Delta P = 2T/r$），称为引张强度和断面积的积。假设最大腹腔内压为 20kPa，人类的平均躯干直径为 32cm，关腹的最大张力应为 16N/cm。通常使用的补片的张力要大于 32N/cm，重量型补片与轻量型补片均如此。

补片的一般问题为引起过多的生理反应。多孔性为减少这种生理反应的重要因素。补片孔的大小，在一定程度上，> 1000μm 是很重要的，这个值可以减少生理反应。过度的生理反应是造成术后感觉障碍、慢性疼痛、神经障碍的原因，也可能导致生活质量的下降。

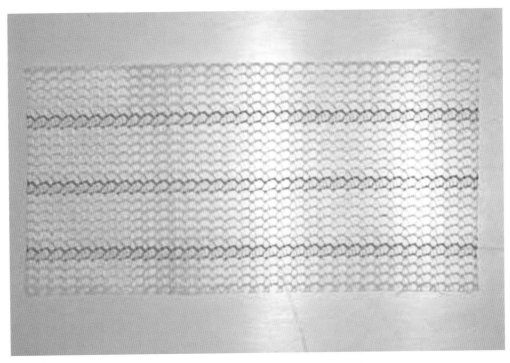

图11 PROLENE Soft Mesh

7.6cm×15cm 的多聚丙烯单丝补片（Knitted filament）属于轻量型补片分类，薄且非常柔软，并且采用极难松解的编制方法。

综上考虑，补片变轻可以减少生理反应和相关的术后并发症，减少术后的感觉障碍、慢性疼痛、神经障碍等，进而减少整体的术后并发症。因为这个条件，笔者所在科室使用单丝PROLENE。

7.6cm×15cm 的多聚丙烯单丝补片（Knitted filament）属于轻量型补片分类，薄且非常柔软，并且采用极难松解的编制方法（图11）。

Ⅵ 所有疝的术式都忠实于原论文、原书

直到现在，各国已经报道了各种各样的单纯组织修补术式。但是传播方法多为口口相传，有许多与历史不符。关于疝手术很少被研究，更很少有成文的记载。例如 Bassini 手术，关于这种手术，在《外科学大全》这部外科书中记载了各种各样的术式。关于 Mcvay 手术，记载的各种各样的术式中出现了些许不同。产生这样结果的原因，可能是因为术者在不知不觉中改变了术式。向好的方向改变当然无可厚非，但如果连原起点的部分都发生了变化的话，命名就已经没有什么意义了。

本书中，被冠以人名的术式全部在调查了原书与原论文之后再记载，这些所谓的单纯组织修补术在本书得以首次正确记载，即所谓来自原书的疝手术。

■ 结语

在思考疝手术的时候，首先对成为基础的总论进行阐述。为了使手术手法完整，不得不从外科手法使用的名称定义开始。在此基础上，作为技术的基础，临床解剖从发生学角度理解就显得尤为重要。如果不清楚作为手术方法基础的开关腹及有关补片基本知识的话，最终将给患者带来负担。

应用篇

腹股沟疝

疝囊经由腹股沟管内环突出而形成的腹股沟斜疝（external inguinal hernia）是最常见的腹股沟疝。因此，如何有效地治疗这种疝决定着腹股沟疝的治疗效果，包括如何保证无术后并发症、可早期回归社会、无术后痛苦和再发等。近20年间，对于腹股沟疝修补术的认识发生了巨大的变化。

I 腹股沟区的临床解剖

对于腹股沟疝，首先要掌握的基础知识是"基础篇"中介绍过的腹壁的基本筋膜结构（胚胎期的腹膜构成、体壁 →参照第2页）。简而言之，腹壁以肌肉为中心加上对称的浅深两层筋膜构成。这一知识如扩展到腹股沟区，相关部位的矢状面（图12）及冠状面（图13）可以帮助大家更好地理解斜疝的局部解剖关系。

关于精索部分，精索内筋膜来源于腹横筋膜，其深层还有两层腹膜下筋膜。但是各筋膜之间连接紧密，很难准确区分，必须要尽力分辨。腹膜下筋膜的浅层与深层之间的间隙内存在较多的脂肪组织，这一特点可以帮助我们分辨（图13）。

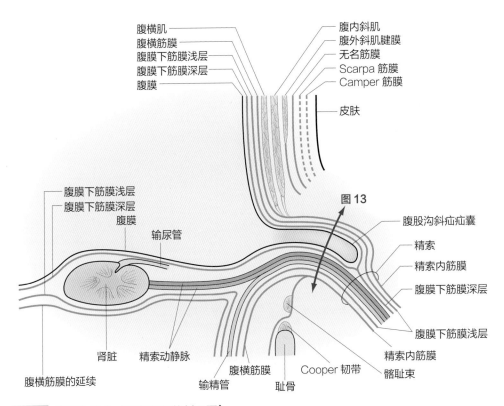

图12 腹股沟斜疝（下腹部矢状剖面图）

腹膜下筋膜浅层及深层与包裹肾脏的筋膜为同一筋膜。精索内包裹的输精管及精索动静脉与同侧肾脏处于同一腔隙内。腹膜下筋膜深层是离疝囊最近的筋膜。

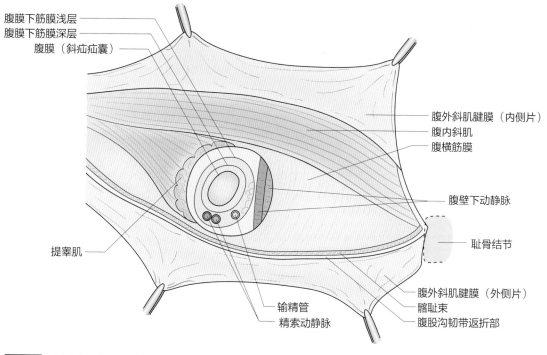

图中标注：
腹膜下筋膜浅层
腹膜下筋膜深层
腹膜（斜疝疝囊）
提睾肌
输精管
精索动静脉
腹外斜肌腱膜（内侧片）
腹内斜肌
腹横筋膜
腹壁下动静脉
耻骨结节
腹外斜肌腱膜（外侧片）
髂耻束
腹股沟韧带返折部

图13　右侧腹股沟斜疝（腹股沟管内环处精索冠状面剖面图）
精索动静脉位于腹膜下筋膜深层与浅层的间隙内。腹壁下血管存在于腹膜下筋膜浅层与腹横筋膜的间隙内，与泌尿生殖系统无关。

A 腹股沟疝

B 股疝

C 腹壁疝

D 造口旁疝

E 骨盆壁疝

F 腹腔内疝

　　关于腹膜下筋膜一词，在腹股沟区有很多说法，容易混淆。所以在谈到腹股沟区的解剖时需要特别注意名词的使用。本书使用其作为全身一部分的名称，即"腹膜下筋膜"一词。

　　描述疝囊高位结扎（high ligation）的位置时，一般使用"腹膜前脂肪层"一词，这样表达不够明确。存在于腹膜表面的脂肪组织通常位于腹膜下筋膜浅层与深层之间的间隙，这部分脂肪组织也进入到精索中，不适合作为高位结扎的标志。因此，准确定义"高位结扎"一词十分困难。一般情况下，考虑到疝囊本身即为腹膜，高位结扎的位置通常指超过腹横筋膜层面的腹膜一侧。

　　腹膜下筋膜深层与浅层之间的间隙是泌尿生殖系统器官的通道，因此包括肾脏、输尿管、精索动静脉、输精管等在内的器官走行于两层组织之间（**图14**）。而腹壁下动静脉及其耻骨支不属于泌尿生殖系统的器官，在腹横筋膜与腹膜下筋膜浅层之间走行（**图13**）。

　　腹膜前间隙、Bogros 腔、Retzius 腔等有关腔隙的名词较多，不同的名词反映了不同的时代背景，但目前正确的理念应该是统一对筋膜结构的理解。笔者认为临床解剖中关于筋膜的解释更为重要，所以没有提及这些腔隙的定义。

Ⅱ Hesselbach 三角及外侧三角

　　腹壁下动静脉内侧、腹直肌外缘及腹股沟韧带围成的三角形被称为 Hesselbach 三角（Hesselbach triangle）（**图15**）。19 世纪时德国人 Hesselbach 最初命名的 Hesselbach 三角，本来包括股环，但目前已演变成只包括腹股沟韧带头侧的三角。

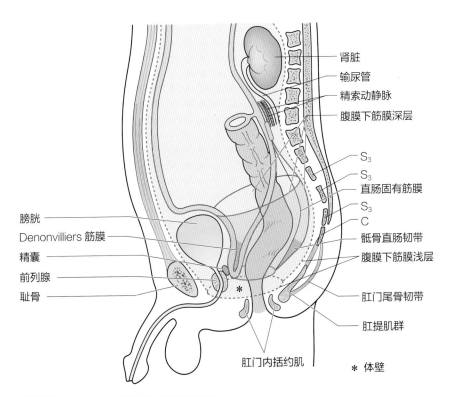

肾脏
输尿管
精索动静脉
腹膜下筋膜深层
S₃
S₃
直肠固有筋膜
S₃
C
骶骨直肠韧带
腹膜下筋膜浅层
肛门尾骨韧带
肛提肌群
膀胱
Denonvilliers 筋膜
精囊
前列腺
耻骨
肛门内括约肌
＊ 体壁

图14 腹膜下筋膜浅层与深层的关系

腹股沟区的筋膜结构与躯干整体的构造是共通的。

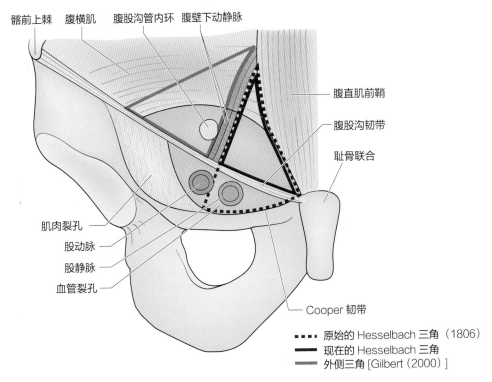

髂前上棘　腹横肌　腹股沟管内环　腹壁下动静脉
腹直肌前鞘
腹股沟韧带
耻骨联合
肌肉裂孔
股动脉
股静脉
血管裂孔
Cooper 韧带

▪▪▪▪ 原始的 Hesselbach 三角（1806）
━━━ 现在的 Hesselbach 三角
▨▨▨ 外侧三角 [Gilbert（2000）]

图15 Hesselbach 三角及外侧三角

　　使用补片进行修补时，不仅要加强 Hesselbach 三角周围部分，还应该同时加强包括内环在内的外侧三角（lateral triangle）。本书以 "Gilbert 定义" 的外侧三角为准。即腹壁下血管为内侧边，腹股沟韧带的中间 1/3 为底边，取腹股沟韧带中外 1/3 点与腹壁下动脉与腹直肌外缘交点的连线

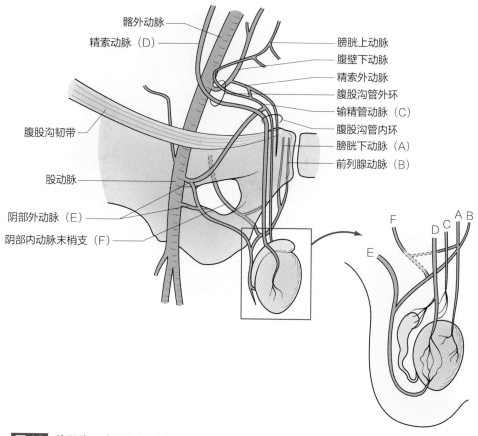

図16　腹股沟、大腿部的动脉和睾丸的血供

腹壁下动脉起源于髂外动脉，经腹股沟内环走向头侧及内侧，于腹直肌后面分出 2～3 个分支后进入腹直肌。精索内有输精管动脉走行，为精索外动脉、睾丸动脉及膀胱上动脉的分支。

为外侧边围成的三角形区域（**图15**）。这个外侧三角的周围没有保护的肌肉，在从精索剥离斜疝疝囊时，要注意避免损伤 U 形悬韧带这一疝的天然防御屏障。

Ⅲ　腹壁下动静脉及疝的种类

　　腹壁下动静脉（inferior epigastric artery and vein）是髂外动静脉的分支，穿过腹横筋膜与腹膜下筋膜浅层之间向头侧走行。当疝囊从该血管内侧的腹股沟区脱出时，称为腹股沟直疝（direct inguinal hernia）；当疝囊从腹壁下血管的外侧腹股沟区的内环脱出时，称为腹股沟斜疝（indirect hernia）（**图15**）。

　　准确地说，腹股沟直疝是指疝囊从腹壁下血管与腹横肌腱膜弓及腹股沟韧带围成的薄弱三角形内脱出。由于这个区域缺少腹内斜肌、腹横肌的存在，只有腹横筋膜（但包括腹横肌腱膜和腹内斜肌腱膜纤维）覆盖在此处，称为腹股沟床（inguinal floor）。

Ⅳ　腹股沟股部的动静脉及死亡冠

　　在腹股沟股部的血管中，腹壁下血管是手术中最重要的标志。髂外动静脉从腹股沟韧带后方穿过，在移行为股动静脉之前最后分出一支即腹壁下血管，腹壁下血管绕过腹股沟管内环的内缘向内上走行至腹直肌背面分出 2～3 支后，经由腹直肌后鞘下缘的弓状线（arcuate line）进入腹直肌内（**图16**）。

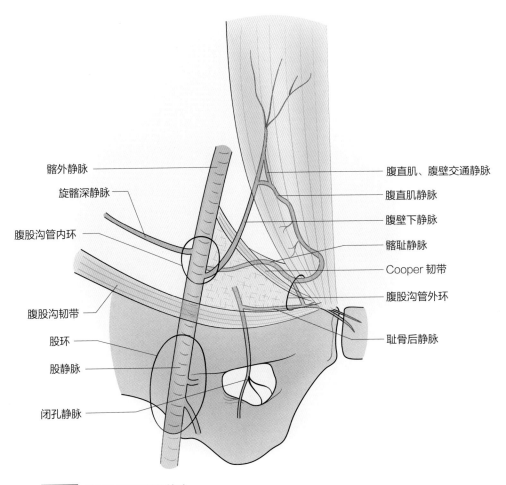

图中标注（左侧，自上而下）：
髂外静脉
旋髂深静脉
腹股沟管内环
腹股沟韧带
股环
股静脉
闭孔静脉

图中标注（右侧，自上而下）：
腹直肌、腹壁交通静脉
腹直肌静脉
腹壁下静脉
髂耻静脉
Cooper 韧带
腹股沟管外环
耻骨后静脉

图 17 **腹股沟股深部的静脉**

　　腹壁下动脉有几个分支包括沿腹股沟韧带返折部走行的精索外动脉。精索中走行的输精管动脉是精索外动脉、睾丸动脉和膀胱上动脉的分支。对于睾丸和附睾来说，除了上述动脉以外，还有阴部外动脉的分支和阴部内动脉的末梢支，另外还有来自膀胱下动脉及前列腺动脉的供血（**图16**）。

　　腹股沟浅部的动脉通常有同名静脉伴行。但切开腹横筋膜后，如**图17**所示，深部走行的静脉较多，是术中出血的主要原因。

　　腹壁下动脉的分支与闭孔动脉形成的交通血管，称为副闭孔动脉。这条动脉在髂外血管分出的腹壁下动脉和髂内血管分出的闭孔动脉之间形成一个环状交通，称为死亡冠（corona mortise）。在股疝的修补术中缝合 Cooper 韧带时，或是腹腔镜下固定补片时都必须十分注意（**图18**）。死亡冠中来自动脉的分支较少，大多数情况下是静脉的分支，而且以出现髂外静脉与闭孔静脉的情况更多。这时，手术必须要注意。

Ⅴ　从腹腔内面观理解腹股沟疝、股疝手术——解剖的简化

1. 腹腔内腹股沟、股部解剖的简化

　　开腹修补术中，对腹股沟和股部的腹腔内面观解剖的理解特别重要。将腹股沟及股部的腹腔

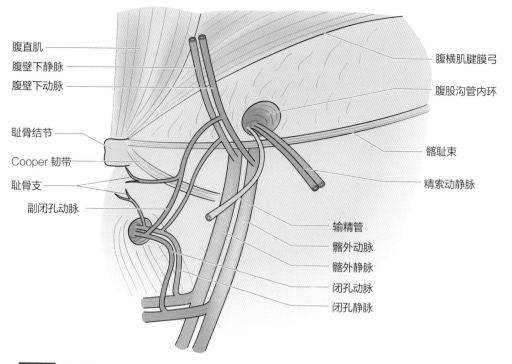

腹直肌

腹壁下静脉

腹壁下动脉

耻骨结节

Cooper 韧带

耻骨支

副闭孔动脉

腹横肌腱膜弓

腹股沟管内环

髂耻束

精索动静脉

输精管

髂外动脉

髂外静脉

闭孔动脉

闭孔静脉

图18 **死亡冠**

副闭孔动脉是指由髂外血管分出的腹壁下动脉与髂内血管分出的闭孔动脉之间的环状交通支，称为死亡冠。
死亡冠中来自动脉的分支较少，而来自静脉的分支较多。

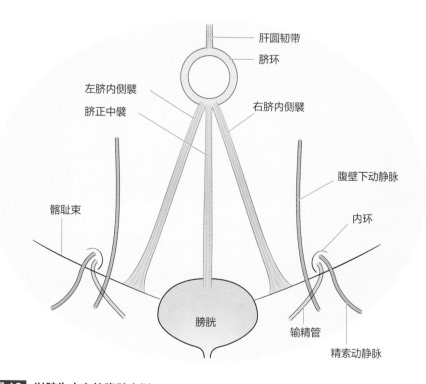

肝圆韧带

脐环

左脐内侧襞

脐正中襞

右脐内侧襞

腹壁下动静脉

髂耻束

内环

膀胱

输精管

精索动静脉

图19 **以脐为中心的腹壁内侧**

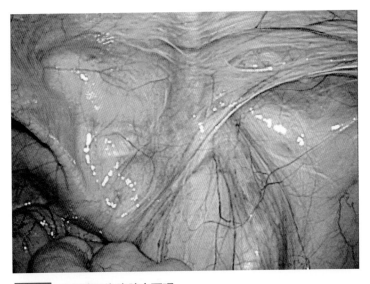

图 20　右侧腹股沟腹腔内面观

可见右侧腹股沟疝的陷窝，并可见髂耻束、腹壁下动静脉、输精管、精索动
静脉。

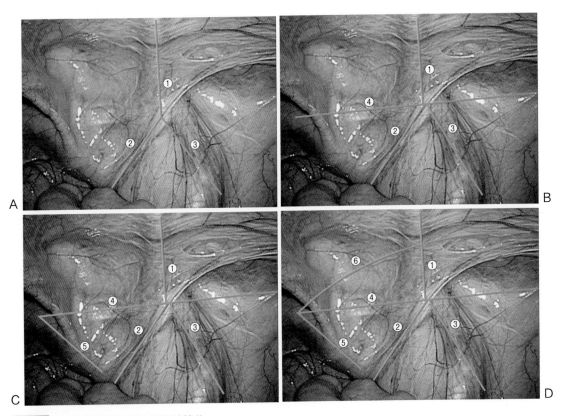

图 21　腹腔内腹股沟及股部的精简化

A：根据图 20，分别沿腹壁下动静脉、输精管、精索动静脉画 3 条直线（①~③）。

B：沿髂耻束的直线（④）。

C：还有从髂耻束最内侧的耻骨结节向背外侧延伸的 Cooper 韧带（⑤）。

D：最后，加入腹横肌弓状缘的曲线就完成了腹股沟区的解剖图示（⑥）。

内面观解剖尽量简化并形成图示更将易于理解。

　　行腹腔镜下腹股沟疝及股疝手术时，腹腔内面观的脐内侧襞是一个解剖学上的标志，但手术
视野可能会受到这条韧带的影响（图 19）。在通常使用的下腹正中切口的手术中，这条韧带也经
常显露，是开腹时的重要解剖标志。

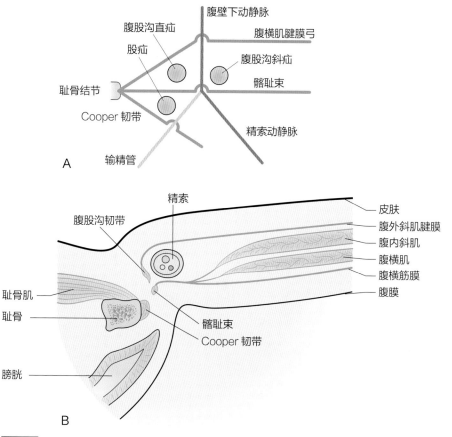

腹股沟直疝　　　腹壁下动静脉
　　股疝　　　　　　腹横肌腱膜弓
　　　　　　　　　　　腹股沟斜疝
　　　　　　　　　　　髂耻束
耻骨结节
Cooper 韧带　　　　　　精索动静脉

A　　输精管

　　　　　　　精索　　　　　　　皮肤
腹股沟韧带　　　　　　　　腹外斜肌腱膜
　　　　　　　　　　　　　腹内斜肌
　　　　　　　　　　　　　腹横肌
　　　　　　　　　　　　　腹横筋膜
耻骨肌　　　　　　　　　　腹膜
耻骨
　　　　　　　　髂耻束
　　　　　　　　Cooper 韧带
膀胱

B

图22　解剖精简化

将图 21D 简化为只有线条组成的图（A）。圆圈表示各种疝发生的部位。

断面图 B 中，省略了 Camper 筋膜、Scarpa 筋膜和腹膜下筋膜浅层和深层（参考图 12）。

　　　图 20 是右侧腹股沟斜疝的术中照片，右脐内侧襞外侧的腹膜呈半透明状态，可以看到向上走行的腹壁下动静脉，还可以看到向内侧斜行走行的输精管及向外侧斜行走行的精索动静脉，也可以看到髂耻束。

　　　我们完全不考虑筋膜的层次关系，将腹股沟疝和股疝的手术部位统统图示化。在图 20 中，沿腹壁下动脉、输精管、精索动静脉画出 3 条直线（图 21A，①~③）。在此图中也加入沿髂耻束的线（图 21B，④）。Cooper 韧带从髂耻束最内侧的耻骨结节向背外侧延伸（图 21C，⑤）。在此基础上加入腹横肌弓状缘就完成了腹股沟区的解剖图示（图 21D，⑥）。腹股沟疝及股疝的腹腔内面观解剖是以髂耻束为中心，并以存在于腹背侧的腹横肌弓状缘及 Cooper 韧带 3 条线为主要框架。这一框架又被腹壁下动静脉、精索动静脉和输精管进一步细分为各个区域。

　　　图 22 中将各种疝的发生部位简单地标示了出来。腹横肌弓状缘和腹壁下动静脉和髂耻束围成的区域内，从腹壁下动静脉的外侧突出腹壁的疝为腹股沟斜疝。腹横肌弓状缘和腹壁下动静脉与髂耻束围成的区域内，从腹壁下动静脉的内侧突出腹壁的为腹股沟直疝。而在髂耻束和 Cooper 韧带及输精管围成的区域内发生的是股疝。

A 腹股沟疝
B 股疝
C 腹壁疝
D 造口旁疝
E 骨盆壁疝
F 腹腔内疝

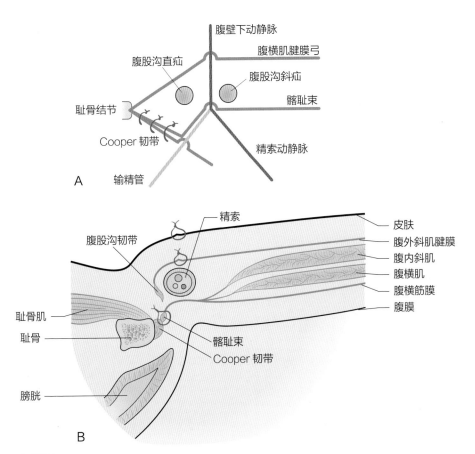

腹壁下动静脉

腹横肌腱膜弓

腹股沟直疝

腹股沟斜疝

髂耻束

耻骨结节

Cooper 韧带

精索动静脉

A 输精管

精索

皮肤

腹股沟韧带

腹外斜肌腱膜

腹内斜肌

腹横肌

腹横筋膜

腹膜

耻骨肌

耻骨

髂耻束

Cooper 韧带

膀胱

B

图23 Ruggi 法

缝合 Cooper 韧带和髂耻束（也就是腹股沟韧带返折部）仅用来治疗股疝。

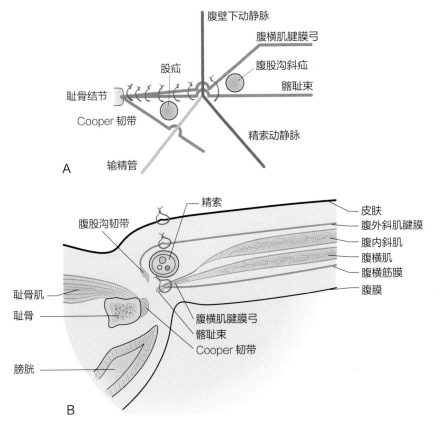

腹壁下动静脉

腹横肌腱膜弓

股疝

腹股沟斜疝

髂耻束

耻骨结节

Cooper 韧带

精索动静脉

A 输精管

精索

皮肤

腹股沟韧带

腹外斜肌腱膜

腹内斜肌

腹横肌

腹横筋膜

腹膜

耻骨肌

耻骨

腹横肌腱膜弓

髂耻束

Cooper 韧带

膀胱

B

图24 前入路髂耻束修补术（AIPTR）

将腹横肌弓状缘和髂耻束（或腹股沟韧带返折部）缝合，可以闭合腹股沟直疝、斜疝的疝环。

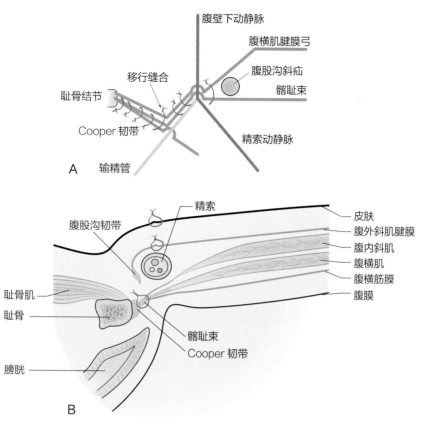

A 腹股沟疝

B 股疝

C 腹壁疝

D 造口旁疝

E 骨盆壁疝

F 腹腔内疝

腹壁下动静脉

腹横肌腱膜弓

腹股沟斜疝

髂耻束

移行缝合

耻骨结节

Cooper 韧带

精索动静脉

A 输精管

精索

腹股沟韧带

皮肤

腹外斜肌腱膜

腹内斜肌

腹横肌

腹横筋膜

腹膜

耻骨肌

耻骨

髂耻束

Cooper 韧带

膀胱

B

图25 McVay 法

将腹横肌弓状缘和 Cooper 韧带及髂耻束（也就是腹股沟韧带返折部）3 部分缝合在一起
(transition sature)，将其外侧的腹横肌弓状缘和髂耻束缝合后，腹股沟疝·股疝的所有疝
环均能完全闭锁。

2. 各种疝修补术的腹腔内面观

下面将介绍各种前入路（anterior approach）腹股沟疝修补手术结束时的腹腔内面观。

图23 中的 Ruggi 法（Ruggi's repair）是只针对股疝的经典术式。原著中讲的是把腹股沟韧
带和 Cooper 韧带缝合，现在则认为将髂耻束和 Cooper 韧带缝合在一起更适合。这种方法适用于
股疝嵌顿时开腹的修补术。

图24 是前入路髂耻束修补术（anterior iliopubic tract repair：AIPTR）。股疝部分并不处理。

图25 所示为 McVay 法（McVay's repair）。可以同时治疗腹股沟斜疝、直疝及股疝。作为关
键缝合方法的移行缝合，可以确切地闭合股环。但是，这种缝合方法中 Cooper 韧带和腹横肌弓状
缘之间的张力会很高。

上述 AIPTR 和 McVay 法之类的手术都有一定的手术要求条件，就是要求腹横肌弓状缘的结
构可以耐受较高的张力。实际上很多高龄患者弓状缘的纤维非常脆弱，这种情况下有必要采用
Bassini 法来修补。

前入路时使用补片的尝试可以追溯到 1959 年的 Usher。关于补片的使用方法在**图26** 展示了
Lichtenstein 法（Lichtenstein 无张力修补术）。

腹腔镜下疝修补术，则是从腹腔内将这 3 个结构间的区域用补片加以覆盖（**图27**）。

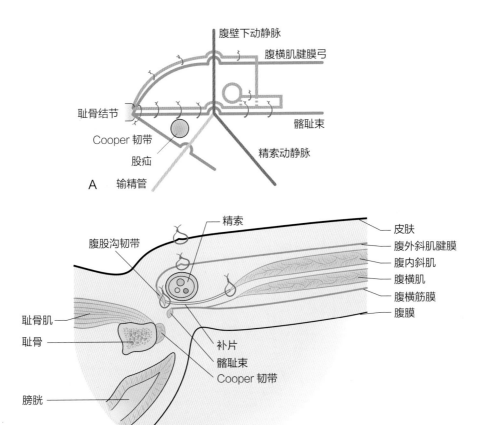

图 26 Lichtenstein 法

补片将腹股沟斜疝、直疝同时修补。外侧三角有两层补片。

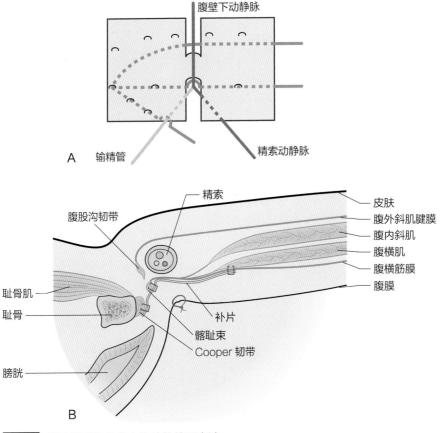

图 27 腹腔镜下修补术中补片的使用方法

在腹腔镜下修补，在 3 个结构间从腹腔侧展开补片。

A 腹股沟疝

B 股疝

C 腹壁疝

D 造口旁疝

E 骨盆壁疝

F 腹腔内疝

　　腹股沟疝的假还纳是指肠管仍处于嵌顿状态，而将疝囊及小肠一起还纳至腹膜前间隙的病理状态。当疝囊还纳后仍出现无法缓解的小肠梗阻时应该考虑到这种情况。大多已触不到腹部的肿块，好像嵌顿已经解决，但是因为腹膜前腔内仍有绞窄的肠管，所以之后仍会有肠梗阻持续存在。

　　这种情况发生在腹股沟斜疝的情况下较多，腹股沟直疝和股疝也时有发生。究其原因，主要是因腹股沟疝刺激腹膜引起纤维化肥厚造成狭窄，可以理解为腹膜处形成了又一个新的疝环。在很多欧美的文献中都报道了这种将疝囊强行还纳后在腹膜前间隙内形成新腔的情况。

　　腹股沟直疝、斜疝造成的假还纳状态可以用 Barker-Smiddy 征来确认。首先，用左手固定腹股沟管内环，向阴囊的方向牵拉睾丸，从而使精索处于牵拉状态，这时会诱发髂窝疼痛（图 28）。

　　重要的是，将疝肿块还纳入腹腔的外科医生必须要注意排除假还纳状态，一定要确认无 Barker-Smiddy 征的存在。

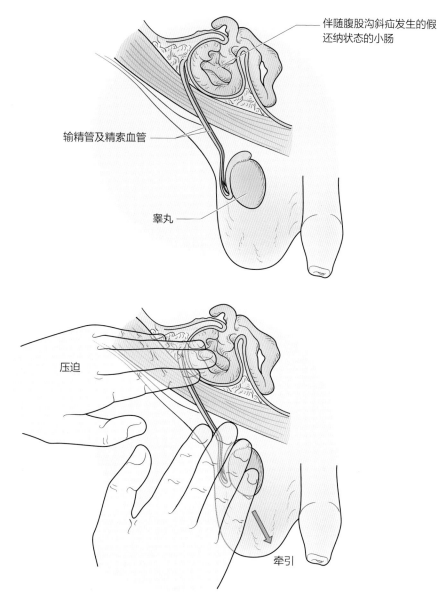

伴随腹股沟斜疝发生的假还纳状态的小肠

输精管及精索血管

睾丸

压迫

牵引

图 28 Barker-Smiddy 征
左手压住腹股沟管内环，牵拉精索后牵动睾丸，进而诱发疼痛。

3. 讨论

对于腹股沟疝和股疝修补手术解剖已经从膜结构的角度进行了解读。特别是髂耻束和腹横肌弓状缘的重要性、Cooper 韧带对股疝的重要性被重点提及。1990 年开始报道的腹腔镜下疝修补术的根本理论，主要在于将这 3 条解剖学上的韧带及弓状缘用补片覆盖，遵循帕斯卡原则，将腹股沟斜疝、直疝和股疝进行彻底修补。

笔者试图将腹股沟和股部的腹腔内面观解剖简化，并与前入路进行了整合，据此，可以将完全不同的两个手术视野无区别地统一讨论。如果考虑到当代疝修补术使用的单纯组织修补术的根基在于髂耻束、腹横肌弓状缘和 Cooper 韧带 3 个结构的话，所有的腹股沟疝和股疝都可以修补。上述理论可适用于所有的腹股沟疝和股疝的病例。

Ⅵ 疝手术的经典三原则

导致疝复发的最常见原因是疝囊的低位结扎（low ligation）。也就是因为不在疝囊的起源处结扎，又称高位结扎（high ligation），导致即使做了手术，疝仍然没有被根治，也就必然会复发。以上是 20 世纪 90 年代前半期的观点。疝治疗的基本原则为：

①疝囊的高位结扎及切除。

②缝闭腹股沟管内环，尤其是构成腹股沟管内环的腹横筋膜层次的缝合。

③在修补强化腹股沟床的过程中，不使用肌肉，而是注意将此处的筋膜，尤其是腹横肌筋膜用丝线缝合。这一原则在现代的 pure tissue repire 施行过程中仍是重要的思路。

Ⅶ 现代疝手术的混乱

目前疝修补术基本上都使用补片，其中最常用的 Lichtenstein 法为原始方法，只是将疝囊向外翻转，不需其他处理。腹腔镜下行疝修补术时，一般是将腹股斜疝的疝囊切除，其残端自然放置即可，现状是使用补片的腹股沟疝修补术中不需要切除疝囊。

关于补片的使用，需要掌握在基础篇（基础篇→参照第 15 页）已经讲解过的最基本的知识，应在充分考虑的基础上使用。在使用新材料补片时，一定注意要向患者充分说明其长期使用的预后不确定性，征得患者的同意后才能使用。

针对妊娠期（fertilization）使用补片的问题，要充分理解论文，在签署手术知情同意书时加以详细说明是十分必要的。欧洲疝学会（EHS）的临床指南建议 18~30 岁的年轻患者在腹股沟疝修补术时使用补片，但是没有提及妊娠期补片的使用问题。

Ⅷ 手术适应证——疝需要个体化治疗吗？

是否所有的腹股沟疝都需要立即手术治疗的问题，有两项随机对照试验。结果表明，只有肿胀症状的腹股沟疝患者保守治疗 1 年期间，发生需要急诊手术的情况的概率为 0.3%。

实际上，手术治疗的问题是，是否需要个体化治疗方案？

个体化治疗如果不能和疗效结合起来也就失去了意义。笔者认为，腹股沟疝及股疝的根本治疗原则是：应使用平片修补来对抗腹压。腹股沟疝及股疝从腹腔内面观来看，可以理解为修补腹横肌弓状缘、髂耻束及 Cooper 韧带 3 个结构。因此这 3 个结构间无论有多大的疝，修补术也只是将补片覆盖于 3 个结构之间，或关闭各结构，除此之外别无他法（参考第 22~28 页）。按照这个思路，腹股沟疝及股疝的分类将会十分简单，可使用 Nyhus 分类来评价。但是，之后又有大量的证据表明，这种分类方法仍存在问题。现在使用的是更加简洁的，将不包括幼儿、少儿病例的 Aachen 分类法进一步简化后的 EHS 分类法。

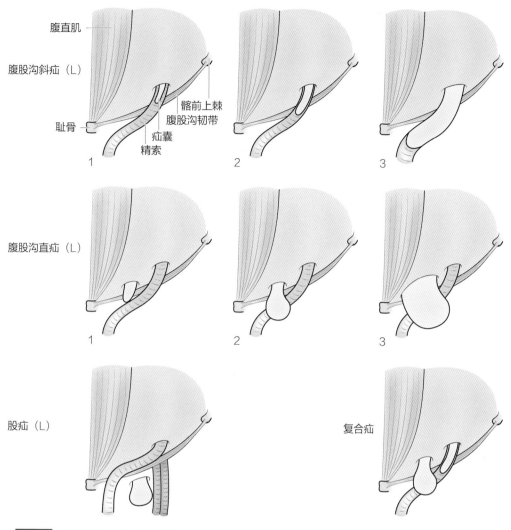

腹直肌

腹股沟斜疝（L）

髂前上棘
腹股沟韧带
耻骨
疝囊
精索

腹股沟直疝（L）

股疝（L）

复合疝

图 29 腹股沟疝及股疝的分类

疝环大小表示为：
1（小于 1 横指）；
2（1~2 横指）；
3（大于 2 横指）。

1. EHS 的腹股沟疝的分类

　　理想的分类体系应该做到，无论是前入路还是后入路的手术方式均应基于容易记忆、可以利用的解剖学位置。为了达到简化，并使普通外科医生容易理解，以及加入了教育的考虑，EHS 提出了这一可以利用的简化分类系统，包括初发疝和复发疝、腹股沟疝和股疝（术中）的分类。

　　EHS 在前入路手术中使用示指为基准，因为示指的远端指节通常的大小为 1.5~2.0cm。这个大小恰好与腹腔镜用的钳子前端之间的距离相等，腹腔镜下手术时也可以使用同一测量基准。

　　综上所述，疝环的大小分别表示为 1（小于 1 横指）、2（1~2 横指）、3（大于 2 横指）（**图 29**）。比如 2.5cm 的大小就用 2 来表示。关于解剖学上的位置关系，用"L= 外侧，M= 内侧，F= 股部"来表示。复合疝作为一种特殊的疝在其他部分论述。初发和复发则用 P 和 R 分别表示（**表 1**）。

A
腹股沟疝

B
股疝

C
腹壁疝

D
造口旁疝

E
骨盆壁疝

F
腹腔内疝

表1　EHS 的腹股沟 – 股疝分类

解剖位置 ＼ 大小		P（初发）	R（再发）		
	0	1	2	3	X
L（外侧）					
M（内侧）					
F（股部）					

0= 未确认疝；
1=1.5cm 以下（1 横指）；
2=3cm 以下（1~2 横指）；
3=3cm 以上（大于 2 横指）；
X= 无法评估。

2. 各种疝修补术的个体化

疝修补入路的个体化应当基于内环完全暴露、腹股沟床的状态及股环的探查。

20 世纪 90 年代前半期的疝相关诊疗中有以下记载："从阴囊皮肤向外环插入食指，以此来探查疝囊外侧的腹股沟管内环，同时检查腹股沟管后壁的强度，有时甚至可以直接摸到疝囊。"但现在的观点是，比起触诊造成的局部疼痛，以术中所见足以进行判断。

Nyhus 分类（I 型）疝是指不需要修复任何筋膜的疝，只需进行高位结扎疝囊即可。将范围扩展到小儿外科领域的话，这种类型的疝仍需要修补，推荐使用 Potts 法。本书主要论述成人疝，对于小儿外科的相关手术不做描述。

基于以上观点，我们将讨论 18 岁以上 Nyhus I 型疝的具体治疗方法。关于这种类型，EHS 指南中指出，未使用补片的手术患者 5 年以上的复发率大于 5%，所以推荐对该类患者使用补片。笔者曾有一段时间向年轻患者说明使用补片可能会导致生育能力低下，所以可以选择不使用补片的 Marcy 法进行手术。当然也进一步说明了 Marcy 法的术后复发率远远高于使用补片的 Lichtenstein 法。

根据 EHS 分类法，腹股沟斜疝、直疝全部使用 Lichtenstein 法。关于其他补片产品的治疗效果和长期预后的论文很少，所以不予推荐。在污染切口，补片的使用应受到限制，可以选择单纯组织修补术（参照第 55 页）中的 AIPT 法，但仍然没有长期预后的相关论文报道。从循证医学的角度看，Shouldice 法也是不错的选择，但是因为技术复杂，在日本国内采用的医疗机构比较少。

对于股疝来讲，必须考虑到因肠管坏死而导致切口污染的情况，此时使用前入路法将 Cooper 韧带和髂耻束缝合，从而使股环闭合（Ruggi 法）（股疝→参照第 93 页）。也可以使用增加腹股沟区强度的 AIPT 法。在可以使用补片的情况下，用补片覆盖股环后采用 Lichtenstein 进行手术（股疝→参考第 92 页），决不应采用股区入路，原因是股区入路无法闭合股环。

对于疝复发病例，如果疝环因瘢痕粘连紧密容易导致精索损伤时，只能使用网塞（plug）法，也积极推荐使用腹腔镜下疝修补术（腹腔镜下疝修补术→参照第 72 页）。

3. 讨论

上面回顾了 20 世纪 90 年代初至今的疝分类方法。日本很少有专科医院专门施行疝手术，而是由普通外科医生治疗相关疾病，所以 EHS 的分类更有优势，因为此种分类方法容易理解和传授，而且各种入路的手术方式均可以使用。当然，如果是疝专科医院的话，应该考虑使用更精细的分类方法。

Ⅸ 手术过程

疝手术应当采用与临床解剖相适应的手术过程。

所以，手术之前对疝的发生部位、疝囊的大小、疝的种类要明确，尤其需要充分鉴别是腹股沟疝还是股疝，以免造成术中不必要的慌乱。

腹股沟区的疝大体上分为腹股沟斜疝、腹股沟直疝和股疝 3 种类型，有时会出现同时合并其中 2 种或 2 种以上的混合疝。首先，在参照腹股沟区临床解剖的基础上，介绍多种疝手术共同的手术过程：从皮肤切开的方法到疝囊的显露。

1. 体位及人员配置

为了避免左右混淆，术前应该在患侧做好标记。

手术取仰卧位。不论疝的位置是左还是右，术者通常站在患者的右侧。原因是，腹股沟疝通常从精索显露开始。内环的操作需要向头侧、外侧，而右利手的术者是从足侧向头侧进行手术。而且，在进行加强腹股沟管后壁的缝合时，术者在患者右侧也会使运针更流畅。

2. 切开皮肤

所谓术者，可以概括为"自己决定在哪个部位开刀"。如果自己无法决定就不能成为一名术者。这一刀下去基本上就决定了手术能否顺利地完成，只看手术切口就可以判断出术者的水平。

首先，腹股沟区的两个重要的体表标志是耻骨结节和髂前上棘。即使是在开放疝手术时能识别髂前上棘，在腹腔镜下手术中插入穿刺器时，也有识别错误的病例。**图 30** 是左侧髋关节侧面观。图中的被检查者取仰卧位，小腿下垂，膝关节向前。腹股沟韧带走行于髂前上棘与耻骨结节之间这个姿势时被拉伸，保护其深面的神经与血管。仰卧位时在腹股沟韧带的头端为髂骨结节，延伸为髂嵴。

髂前上棘与耻骨结节连线的中点通常是腹股沟管内环的位置。通常从这个位置沿皮纹方向向内取一横行切口，这条线与耻骨上皱褶重合，在成年人中多数不明显。

在切开皮肤之前一定标记腹股沟管内环的位置（**图 31A**）。这个位置的 Langer 皮线（Langer's line）基本上都是横向走行的，但是受患者体型不同的影响，也可能会斜向走行。沿着这条线切开大约 5cm（**图 31B**），一般情况下，在这个位置切开皮肤，缝合切口时张力会比较小，感染的机会也比较低，效果也最好。这个位置可以充分探查腹股沟疝的发生部位，包括耻骨结节附近腹

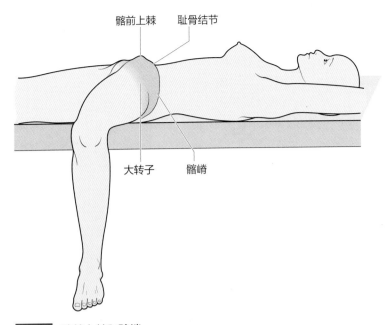

图 30 髂前上棘和髂嵴

被检查者取仰卧位，左腿从床边下垂，左膝向前，连接髂前上棘及耻骨结节的
结构，就是腹股沟韧带。

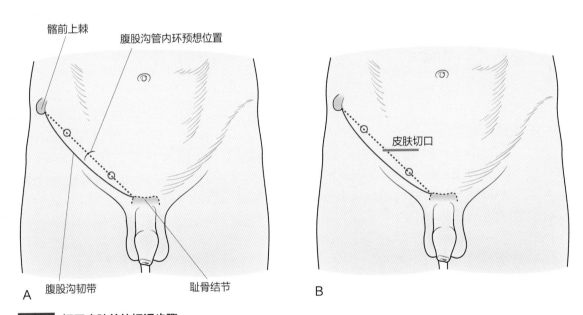

图 31 切开皮肤前的标记步骤

髂前上棘与耻骨结节连线的中点为腹股沟管内环的预想位置，在这个位置沿着 Langer 皮线切开皮肤。

股沟管内环和外侧三角，而且术后切口会比较美观。所以如果没有十分充分的理由，尽量不改变
这种皮肤切开方式。

局麻手术或肥胖患者的手术，并不应拘泥于上述美容切开法。也可采用在髂前上棘和耻骨结
节之间的腹股沟韧带（一般是稍凸向足侧的一条曲线）上两横指，平行于腹股沟韧带的切口。这
种方法容易切开腹外斜肌腱膜，可以确切地显露腹股沟管。

A 腹股沟疝

B 股疝

C 腹壁疝

D 造口旁疝

E 骨盆壁疝

F 腹腔内疝

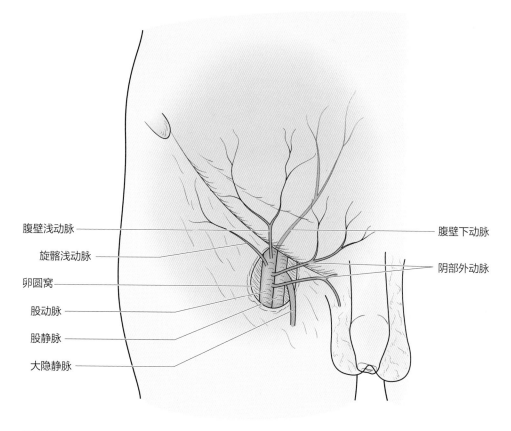

腹壁浅动脉 ——————————————— 腹壁下动脉

旋髂浅动脉 ———————

卵圆窝 ————————

股动脉 ———————— ——————— 阴部外动脉

股静脉 ————————

大隐静脉 ————————

图 32 腹股沟区血管解剖

　　两位外科医生进行手术时，推荐使用前一种切口，能够较好地显露手术视野。必须要与一名低年资住院医生（早期外科研修医生，外科医生经验 1~2 年）进行手术时，为了取得足够大的手术视野，推荐使用后一种切口。

　　切开皮肤时，切口两端的皮肤要锋利地切开以便手术埋线缝合时皮肤可以很好地对合，注意不要因使用电刀造成烧伤。笔者一般用 10 号刀片切开皮肤，使用电刀切至脂肪层，切口两端再次用刀片或剪刀锋利地切开。

3. 切开皮下组织

　　沿着皮肤切开的方向切开皮下脂肪组织，首先遇到的比较粗的血管是腹壁浅动脉（superficial epigastric artery）和静脉，其外侧走行的是旋髂浅动脉（superficial circumflex artery）和静脉的分支。这些动脉均为股动脉的分支，从卵圆窝（ovarian fossa）穿出，向头侧腹壁走行，静脉作为股静脉的属支，与同名动脉伴行。从卵圆窝发出的主要动脉有 3 条，除了上述动脉外，还包括阴部外动脉（external pudendal artery）（图 32）。

　　这些血管虽然都可以用电刀凝血，但是必要时可结扎止血。这些血管横穿于皮下脂肪层，在这一部位可以看到属于浅筋膜的 Camper 筋膜（Camper's fascia），但大多数情况下无法清楚辨认。切开这层脂肪后，可以看到属于深筋膜的致密纤维性的 Scarpa 筋膜（Scarpa's facsia）。可以将 Camper 筋膜和 Scarpa 筋膜统称为腹浅筋膜。但在临床解剖学中，将前者称为腹浅筋膜，与腹膜下筋膜深层相对应；将后者称为腹深筋膜，与腹膜下筋膜浅层相对应（图 33）。移动 Scarpa 筋膜，其表面的皮肤也会随之移动，在其背侧可以看见脂肪组织。Scarpa 筋膜应该用电刀切开。

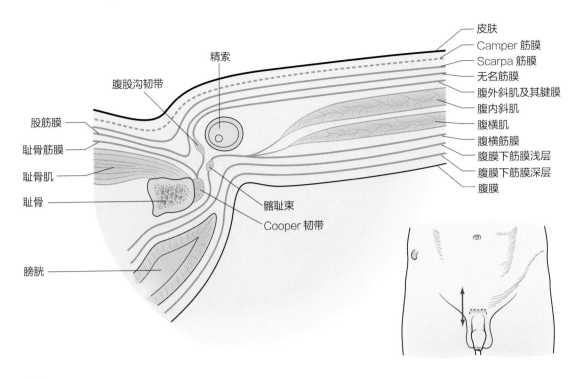

精索

腹股沟韧带

皮肤
Camper 筋膜
Scarpa 筋膜
无名筋膜
腹外斜肌及其腱膜
腹内斜肌
腹横肌
腹横筋膜
腹膜下筋膜浅层
腹膜下筋膜深层
腹膜

股筋膜

耻骨筋膜

耻骨肌

耻骨

髂耻束

Cooper 韧带

膀胱

图33 腹股沟区矢状面

　　图33 显示的是腹股沟区的矢状面解剖图。精索的腹侧和背侧有同等数量的筋膜，以肌层为中心对称。这种筋膜构成关系在腹壁的任何部位都是相同的（基础篇：胚胎期的腹膜构造、体壁→参照第 2 页）。

4. 切开腹外斜肌腱膜

　　切开 Scarpa 筋膜，将其深面的脂肪组织用拉钩分离后，可以看见呈条状排列的白色纤维就是腹外斜肌腱膜（external oblique aponeurosis）。在其表面有一层薄的透明的膜样组织，称为无名筋膜（innominate fascia）。无名筋膜越过腹股沟韧带至股部后，延续为股筋膜（fascia lata）（**图33**），越过外环至阴囊侧，被称为精索外筋膜。相同的筋膜在不同的部位有不同的名称，但如果从"腹部筋膜构成是相互连续的"这一角度理解的话，上述混淆情况应该可以改善。

　　剥离无名筋膜后，通过大小有限的切口，用拉钩充分地暴露出腹外斜肌腱膜。同时用拉钩进一步显露出内侧和足侧的术野，辨认出腹股沟管外环。与其说腹股沟管外环是一个环，不如说它是腹外斜肌腱膜的内侧脚和外侧脚之间的一个三角形间隙。

　　切开腹外斜肌腱膜，首先要把腹股沟韧带置于术野中，从这个部位切开，要预留好充分的距离（1~2cm），腹外斜肌腱膜的切口应当与腹外斜肌腱膜内外侧脚之间的连线尽量保持一致。为此，必须尽可能地向足侧显露腹外斜肌腱膜的表面，一定要确定腹股沟韧带折返部位（**图34A**）。

　　如果距离腹股沟韧带过近，髂腹股沟神经（ilioinguinal nerve）与切口交叉，有损伤这条神经的危险，所以只能切开腹外斜肌腱膜这层结构。同时还要注意在腹外斜肌腱膜的外侧叶附着有髂腹股沟神经。

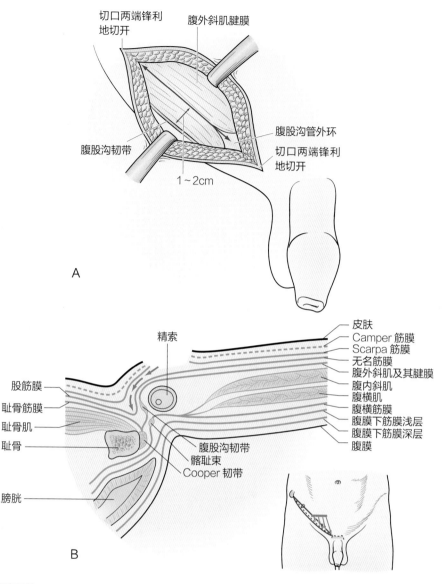

切口两端锋利地切开　　腹外斜肌腱膜

腹股沟韧带

1~2cm

腹股沟管外环

切口两端锋利地切开

A

精索

股筋膜　　　　　　　　　　　　　　　　　　　皮肤
耻骨筋膜　　　　　　　　　　　　　　　　　　Camper 筋膜
耻骨肌　　　　　　　　　　　　　　　　　　　Scarpa 筋膜
耻骨　　　　　　　　　　　　　　　　　　　　无名筋膜
　　　　　　　　　　　　　　　　　　　　　　腹外斜肌及其腱膜
　　　　　　　　　　　　　　　　　　　　　　腹内斜肌
　　　　　　　　　　　　　　　　　　　　　　腹横肌
　　　　　　　　　　　　　　　　　　　　　　腹横筋膜
膀胱　　　　　　　　　　　　　　　　　　　　腹膜下筋膜浅层
　　　　　　　　　　腹股沟韧带　　　　　　　腹膜下筋膜深层
　　　　　　　　　　髂耻束　　　　　　　　　腹膜
　　　　　　　　　　Cooper 韧带

B

图34 **腹股沟韧带的确认**

为了确定腹外斜肌腱膜的切开位置，向足侧充分显露腹外斜肌腱膜表面，必须确认腹股沟韧带折返部分。距此 1~2cm 的部位作为预定切开线。

5. 腹股沟管外环的位置

　　　　沿着腹外斜肌腱膜的纤维方向切开一个小口。

　　　　把切开的肌腱的内外两侧分别用中弯止血钳夹住，从切口处将解剖剪伸向阴囊方向，用剪刀尖端向上提起周围组织，当解剖剪尖端的抵抗感突然消失时停止插入。此时解剖剪尖端所指示的就是腹股沟管外环（external inguinal ring）。确定腹股沟管外环的位置非常重要，因为接下来的分离操作都要以它为入路。必须打开腹股沟管外环（**图35**）。

6. 保护神经

　　　　同样，沿着腹外斜肌腱膜的纤维走行，将切口向头侧和外侧充分扩展，可以暴露出腹内斜肌（**图36A，B**）。在肌肉的腹侧面，可以看到由外向内走向腹直肌鞘的细长白色的神经，即髂腹下神经（iliohypogastric nerve）（**图36C**）。这条神经于腹股沟管的内上走行，固定补片时注意不要把固定线结扎在这条神经上。

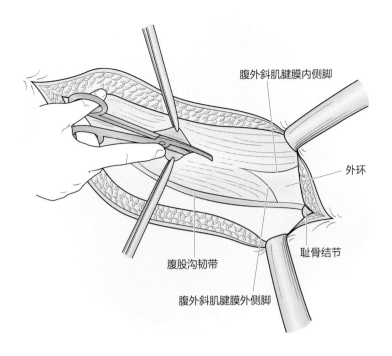

图35 腹外斜肌腱膜的切开，腹股沟管外环的显露

切开腹外斜肌腱膜时，尤其注意不要损伤紧贴其深面走行的髂腹股沟神经。同时还要注意观察于切口上内侧的腹内斜肌表面的髂腹下神经。于足侧切开腹股沟管外环。

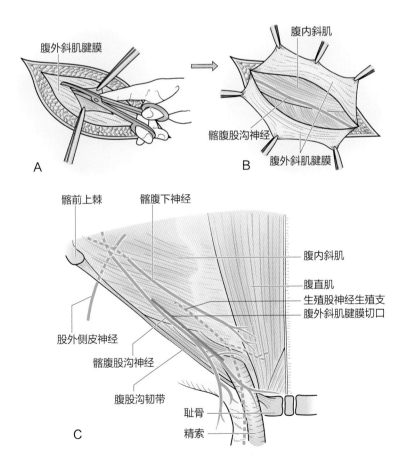

图36 腹外斜肌腱膜外侧的切开，腹股沟区的神经走行及其与切口的关系

在内下位置切开外环后，沿着腱膜纤维向外上方切开腹外斜肌腱膜。

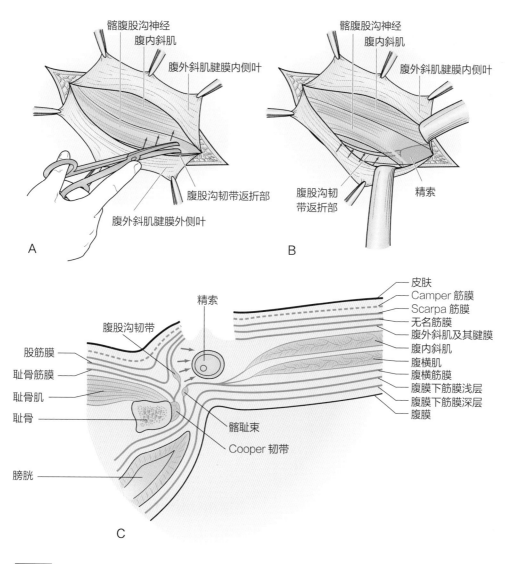

图 37 从腹股沟区游离出精索

沿着腹外斜肌腱膜的背侧面，分离腹内斜肌和疏松结缔组织，使腹股沟韧带返折部完全显露出来。

7. 显露腹股沟韧带及精索的位置

　　将夹持着腹外斜肌腱膜外侧叶的中弯手术钳向上提拉，使腱膜拉紧，沿着其背侧面将与腹内斜肌和疏松结缔组织剥离，并显露出腹股沟韧带返折部（图 37）。由于腱膜的背侧面紧贴有髂腹股沟神经，注意不要损伤。沿腱膜背侧面充分剥离后，可以辨认出位于提睾肌前面，并与腹股沟韧带大致平行的走向腹股沟管外环的髂腹股沟神经。原则上，髂腹股沟神经应该用血管提带（vessel loop）保护起来。

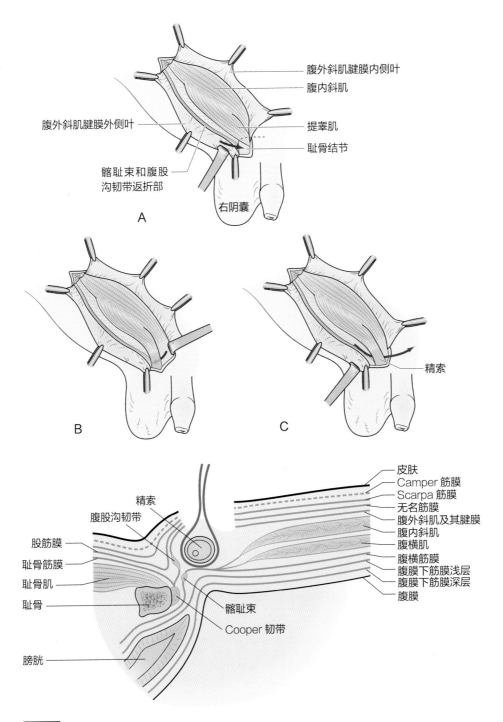

图38 精索的显露

沿着耻骨结节上缘，由外侧向内侧充分剥离耻骨筋膜（A），从内侧开始在腹内斜肌足侧剥离耻骨结节，可以显露精索（B、C）。

8. 精索腹壁化

　　为将精索（输精管、精索血管、提睾肌、精索内筋膜、腹膜下筋膜浅层和深层）一并剥离并显露，沿着耻骨结节上缘由外向内充分剥离耻骨筋膜十分重要（**图38A**）。之后，于腹内斜肌的足侧部分由内侧向耻骨头侧部分移行，剥离耻骨结节后可进行精索的显露（**图38B，C**）。特别是疝囊很大的阴囊疝、巨大腹股沟疝时，必须进行这一操作。无论什么类型的疝，如此操作，下一步的手术都会非常简单。因此，当疝囊较大时，使用大号的弯钳会使得精索的剥离比较容易。

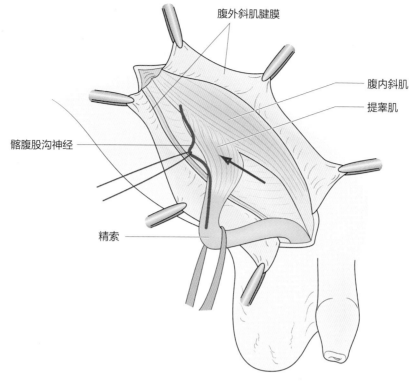

腹外斜肌腱膜

腹内斜肌

提睾肌

髂腹股沟神经

精索

图39 **提睾肌的切开**
边提拉精索和髂腹股沟神经，边沿着腹内斜肌的足侧缘分离提睾肌。

完成腹股沟疝必须要遵守的三大原则：
　　①自己决定皮肤切口的位置。
　　②自己决定腹外斜肌腱膜的切开位置。
　　③在正确的位置分离精索。
　　只要掌握好这三大原则，腹股沟疝修补术对低年资住院医生来说也可以很简单。

9. 检查是否合并直疝及是否有腹股沟床的薄弱化

　　在进行下一步手术之前，应该对 Hesselbach 三角进行触诊判断其是否薄弱，并检查是否合并有腹股沟直疝。

10. 腹股沟管内环的剥离

　　将精索的牵引带向足侧牵拉。将髂腹股沟神经的血管牵引带轻轻向外侧牵拉。沿腹内斜肌足侧缘用电刀切开提睾肌后，可看到被特有的、颜色鲜艳的精索内筋膜包裹的精索（**图39**）。

A 腹股沟疝
B 股疝
C 腹壁疝
D 造口旁疝
E 骨盆壁疝
F 腹腔内疝

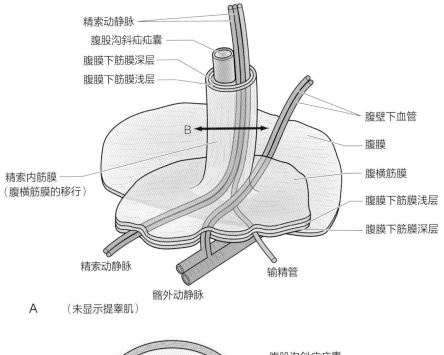

精索动静脉
腹股沟斜疝疝囊
腹膜下筋膜深层
腹膜下筋膜浅层

腹壁下血管
腹膜

精索内筋膜
（腹横筋膜的移行）

腹横筋膜
腹膜下筋膜浅层
腹膜下筋膜深层

精索动静脉
输精管
髂外动静脉

A　（未显示提睾肌）

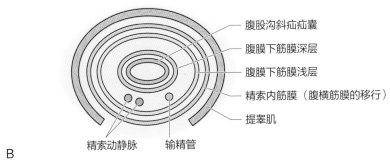

腹股沟斜疝疝囊
腹膜下筋膜深层
腹膜下筋膜浅层
精索内筋膜（腹横筋膜的移行）
提睾肌

精索动静脉　输精管

B

图40　**精索显露后腹股沟管内环和精索的解剖**
用电刀将有髂腹股沟神经伴行的提睾肌沿着肌纤维方向从内侧沿腹内斜肌下缘切开后的解剖图
（A）。被特有的颜色鲜艳的精索内筋膜包裹的精索的横断面（B）。

11. 精索内疝囊的剥离

　　构成腹股沟管内环的腹横筋膜呈圆桶状的筋膜鞘包绕输精管和精索动静脉移行为精索内筋膜（internal spermatic fascia），腹股沟斜疝突出于腹股沟管内环，并在精索中逐步增大。而且精索内筋膜（腹横筋膜的移行部分）和疝囊（腹膜的一部分）之间应该还有腹膜下筋膜浅层和深层的存在。在腹膜下筋膜的深浅两层之间走行的是输精管和精索动静脉（**图40**）。当精索内存在疝囊时，仅疝囊的存在就会使精索增粗。

　　请助手将精索牵引带向阴囊方向牵拉。腹股沟管内环向下4~5cm，将阴囊侧的精索内筋膜沿精索方向纵行切开，分离3层筋膜（精索内筋膜，腹膜前筋膜浅层和深层），到达疝囊（**图41B~E**）。这时夹持好远侧的疝囊，用钳子夹持住存在于精索内侧的疝囊，请助手向内牵拉，使用剪刀从疝囊上将血管和输精管等精索内容物分离（**图41A**）。为了防止血流障碍引起的睾丸萎缩和输精管功能障碍，疝囊上的血管不论多么细小都要剥离下来，决不能残留在疝囊壁上。

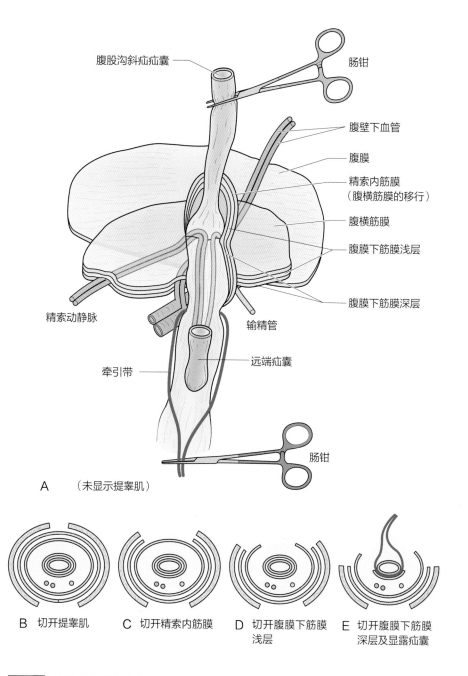

腹股沟斜疝疝囊   肠钳

腹壁下血管

腹膜

精索内筋膜
（腹横筋膜的移行）

腹横筋膜

腹膜下筋膜浅层

腹膜下筋膜深层

精索动静脉   输精管

牵引带   远端疝囊

肠钳

A   （未显示提睾肌）

B 切开提睾肌   C 切开精索内筋膜   D 切开腹膜下筋膜浅层   E 切开腹膜下筋膜深层及显露疝囊

图41 **从精索内游离疝囊**

由助手将精索的牵引带向阴囊方向牵拉。沿着精索的走行方向纵行切开精索内筋膜，剥离3层筋膜后（精索内筋膜，腹膜前筋膜浅层、深层）到达疝囊（B~E）。用钳子夹持精索内的疝囊，将血管和输精管等精索内容物使用组织剪的前端细心地与疝囊分离开。

图A是疝囊离断后的解剖图。

    由于疝囊的体积越大，形成的瘢痕性粘连也就越强，游离过程也就越困难。当完整游离疝囊很困难时，可提前将疝囊切开，使用肠钳固定好疝囊后，再进行完整的游离。这种情况下注意不要让疝囊裂开到腹股沟管内环部位。

    完成疝囊和精索内容物的分离后，需再次确认精索内输精管、精索动静脉的存在，确定疝囊上没有精索内容物后使用两把肠钳夹持，离断疝囊（**图41A**）。

A 腹股沟疝

B 股疝

C 腹壁疝

D 造口旁疝

E 骨盆壁疝

F 腹腔内疝

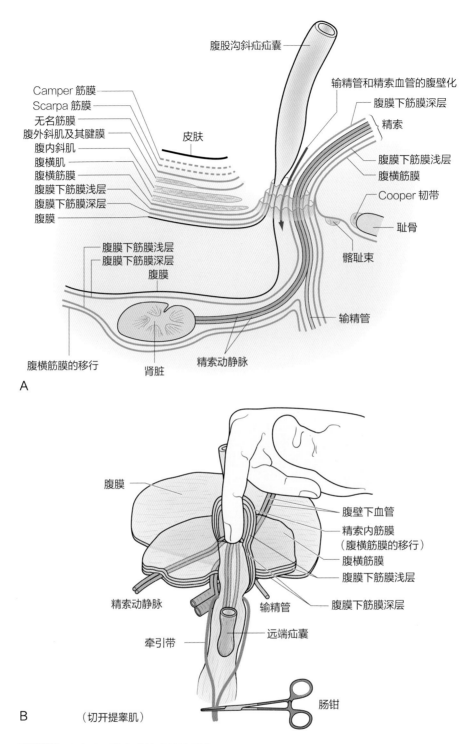

图中标注（图A）：
腹股沟斜疝疝囊

Camper 筋膜
Scarpa 筋膜
无名筋膜
腹外斜肌及其腱膜
腹内斜肌
腹横肌
腹横筋膜
腹膜下筋膜浅层
腹膜下筋膜深层
腹膜

皮肤

输精管和精索血管的腹壁化
腹膜下筋膜深层
精索

腹膜下筋膜浅层
腹横筋膜

Cooper 韧带

耻骨

髂耻束

输精管

腹膜下筋膜浅层
腹膜下筋膜深层
腹膜

腹横筋膜的移行

肾脏

精索动静脉

A

图中标注（图B）：
腹膜

腹壁下血管
精索内筋膜
（腹横筋膜的移行）
腹横筋膜
腹膜下筋膜浅层
腹膜下筋膜深层

精索动静脉

输精管

牵引带

远端疝囊

肠钳

B   （切开提睾肌）

图 42 输精管和精索动静脉的腹壁化

将疝囊与输精管和精索动静脉剥离开来的过程，是位于腹膜和腹膜下筋膜深层之间的剥离，这一过程
称为输精管和精索动静脉的腹壁化。

　　将切断的头侧的疝囊用肠钳夹好后，向腹股沟管内环处游离疝囊。
　　向腹腔侧游离精索，精索向腹股沟床移行的部分便渐渐显露，这一移行部可见向内侧弓形凸
起的血管，该处就是腹股沟管内环（internal inguinal ring）。疝囊与输精管及精索血管之间比较疏
松，示指容易插入，从而使输精管和精索血管的腹壁化成为可能（parietalization of the cord and the

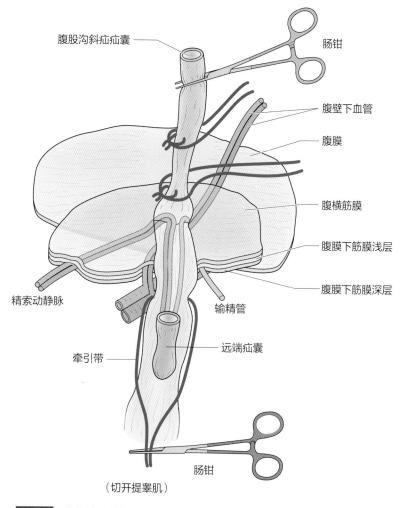

腹股沟斜疝疝囊
肠钳
腹壁下血管
腹膜
腹横筋膜
腹膜下筋膜浅层
腹膜下筋膜深层
精索动静脉
输精管
牵引带
远端疝囊
肠钳
（切开提睾肌）

图 43 疝囊的结扎与切除

在尽可能靠近腹腔侧使用 3-0 普理灵线缝扎疝囊，在结扎处的远端再次缝扎后切除疝囊。

A 腹股沟疝

B 股疝

C 腹壁疝

D 造口旁疝

E 骨盆壁疝

F 腹腔内疝

vessels)（**图 42**）。通过这个部位可以分别观察到 3 层不同的筋膜，仔细分离分层，保持腹壁化组织以外的疝囊壁的全周连续性。

输精管和精索血管的腹壁化在疝手术中不是不可或缺的手术技巧，而对于在腹横筋膜的背侧（也被称为腹膜前间隙）置入补片而言是一项必要的手术技巧。主要用于腹腔镜手术中（参考第72 页），被称为死亡三角（triangle of doom），即精索动静脉和输精管所围成的三角，不推荐对其常规分离。

无法分辨腹股沟斜疝和直疝时，可以于腹股沟管内环处检查精索内侧是否存在腹膜鞘突（processus vagunalis）。向精索内探查，如确认有 1~2cm 的白色囊状突出物，即腹膜鞘突。

12. 疝囊的结扎及切除

将食指插入已切开的疝囊内，检查股环，以探查是否合并股疝。

在尽可能靠近腹腔侧使用 3-0 普理灵线缝扎疝囊，在结扎处的远端再次缝扎后切除疝囊（**图43**）。

疝囊被切除后，其腹腔侧的断端会回缩至腹股沟管内环的腹横筋膜的背侧。

即使是现在,"疝囊高位结扎"一词仍在广泛使用。下面探讨其定义及意义。

Henry 在有关股疝修补术的记载中,疝囊的颈部有假性富含脂肪的"颈部"和真性疝囊颈部,后者是真正的与壁层腹膜的界线。关于高位结扎的部位,也有选择在腹膜外脂肪层的情况。这些都并非根据临床解剖学得出的观点,从现在的临床解剖学角度看,脂肪层存在于深浅两层腹膜下筋膜之间的间隙。这两层组织即使延伸至精索部分也并不奇怪,并不存在假的和真的疝囊颈部,也并不是指腹膜外脂肪层。因此,关于疝囊颈部是难以准确定义的。反而如果描述腹股沟疝的话,使用腹横筋膜水平这一说法比较恰当。

接下来再讨论高位结扎的意义。现在,高位结扎并不成为问题,成为问题的是如何选择:疝囊是切除、切断还是还纳。关于这一问题至今没有一个确切的结论。最近瑞典发表了一篇统计了 48 433 例有关疝囊处理病例的回顾性论文,进行了腹股沟斜疝疝囊的还纳、切除和切断比较,结论是切除比还纳和切断的复发风险低且有统计学意义。因此,比起高位结扎,疝囊切除的术后复发率要低。而且,在同样使用 Lichtenstein 法的病例中,切除疝囊也比还纳和切断术后复发率低。

旁注 滑疝的处理

　　腹腔内脏器成为疝囊壁的一部分，称为滑疝（sliding hernia），成人患者中常见的是乙状结肠的脱出。因为这种疝的疝囊与脏器之间形成愈合筋膜，所以无法剥离。

　　针对这种滑疝疝囊的高位结扎，推荐使用 Ponka 法。这种方法是从滑脱脏器的两侧切开，将其还纳腹腔，之后再将疝囊荷包缝合（**图 44**）。

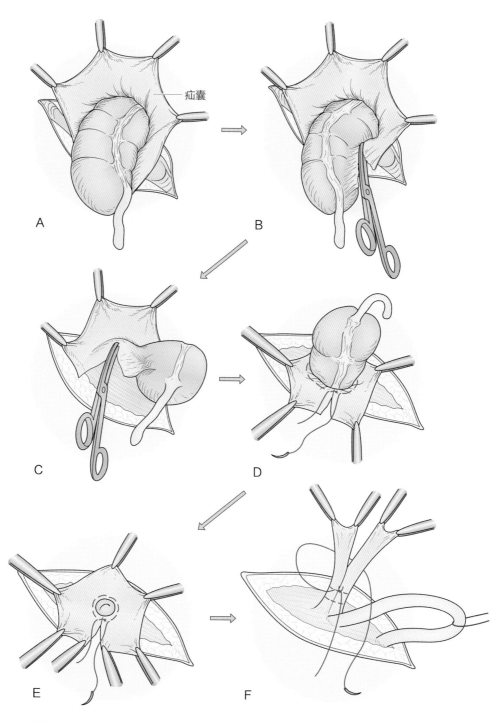

图44 **Ponka 法（Ponka's method）**

提起滑脱脏器，在其周围将疝囊荷包缝合（D），将滑脱脏器还纳入腹腔内（E），再将疝囊的末端荷包缝合（F）。

A 腹股沟疝

B 股疝

C 腹壁疝

D 造口旁疝

E 骨盆壁疝

F 腹腔内疝

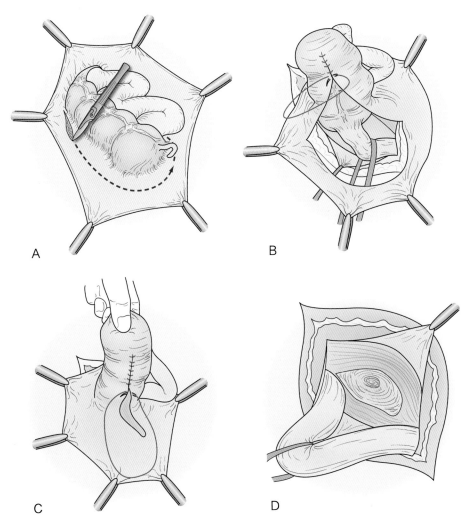

A   B

C   D

图45 Hotchkiss 法（Hotchkiss's method）

对于粘连范围广泛的滑疝，还可以使用 Hotchkiss 法。首先沿着滑脱脏器切开疝囊至腹腔侧的腹膜移行处（**图45A，B**），在滑脱脏器的背面将附着于滑脱脏器粘连的疝囊断端缝合修补，然后还纳至腹腔。接着在腹膜移行部结扎切断疝囊并行高位结扎（**图45C，D**）。但是需要使用

Hotchkiss 法的情况并不多。

简单的方法就是沿着疝囊内滑脱肠管行荷包缝合并结扎（**图46A**），再将脱出的肠管还纳至腹腔内（**图46B，C**），称为 Zimmerman 法。

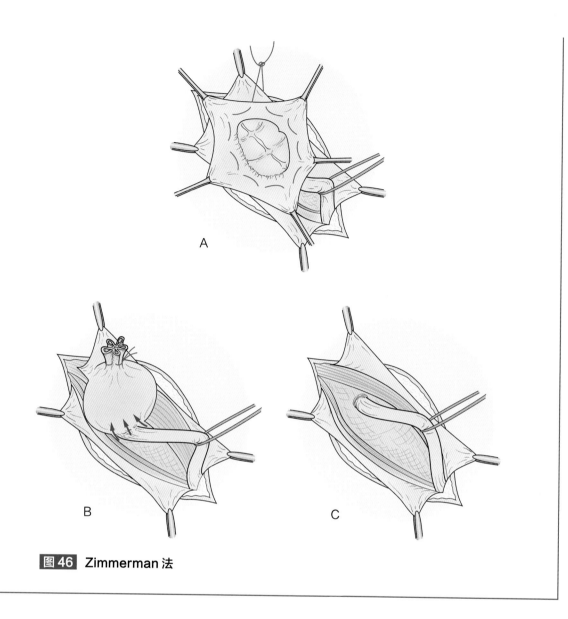

A 腹股沟疝

B 股疝

C 腹壁疝

D 造口旁疝

E 骨盆壁疝

F 腹腔内疝

图46 Zimmerman 法

旁注 **女性腹股沟疝**

①关于手术的观点

女性腹股沟疝的术后复发率高，术后复发疝主要为股疝，占40%。但是，这种复发应当看作是真正的复发还是第一次手术时漏诊已经存在的股疝，至今仍未有定论。因此，女性首次腹股沟疝手术中一定要探查疝囊至股环的区域，如果是腹腔镜手术（TAPP，TEP），一定将股环一并封闭。

②关于是否切断子宫圆韧带的争论

子宫圆韧带可以说是疝囊的组成部分，与疝囊粘连紧密。高位结扎时，将疝囊从该韧带剥离容易导致出血和疝

囊的破损等棘手的情况发生，使得高位结扎无法顺利进行。关于圆韧带的处理没有明确的记载，多数文献认为不需要考虑切断子宫圆韧带，切断子宫圆韧带所导致的并发症也有文献记载，切断圆韧带可引起子宫后倾，但在妇产科学界中有观点认为子宫后倾类似于"人脸的差异程度"，可以不需要剥离而直接切断。

③ Nuck 管囊肿的治疗

有报告显示 Nuck 管囊肿可合并子宫内膜异位症或少见的腺癌，因此不损伤囊胞而完整切除是很重要的。参考上述圆韧带切断的观点，可与圆韧带一并切除。

旁注 巨大腹股沟疝

巨大腹股沟疝是指在降至阴囊的腹股沟疝中，疝囊的远端于立位时达到大腿内侧中点以下的疝。治疗时由于需向腹腔还纳的肠管等内容物的体积较大，因此，腹腔筋膜室综合征成为最大的问题。为了避免该情况发生，可以考虑：①一定时间内使用人工呼吸机；②术前通过腹式呼吸训练增加腹腔容积；③通过手术手段减少腹腔容量也可以考虑。①虽然简便，但终归是辅助的方法。关于②，经济合作与发展组织成员国（OECD）各国中，日本BMI最低，因此在日本未曾用过。③在术中方便实施，即便是在急诊手术中也能够实施，但是，切除肠管会使手术变成可能污染手术而变得棘手。此外，EI-Dessouki报告了在游离阴囊内的疝囊后随着疝内容物还纳至腹腔后，利用该疝囊再腹膜化的方法。之后采用大的补片修复腹壁。

然而，需要考虑这些事情的是BMI高的多个国家，对于OECD各国当中BMI最低的日本来说，这样的情况并不多。

Ⅹ 腹股沟管重建法

1. Lichtenstein 法

目前已经研发了很多腹股沟疝手术所使用的补片，也引入多种多样由企业开创的术式。虽然短期效果很好，但长期效果尚未明确。

关于使用补片术式的问题，欧洲疝学会（EHS）推荐使用Lichtenstein法与腹腔镜手术，瑞典也同样推荐。美国疝学会（AHS）本也可发表自己推荐的术式，但至今尚未发布。日本也未发布。

在检索外科学证据时，笔者经常视美国及欧洲这两个权威的情况进行判断。在美国和日本，关于腹股沟疝手术指南不能形成的原因，可能与存在明显的相反利益因素有关。

下面对腹股沟疝修补术中最重要的前入路法——Lichtenstein法进行概述。

ⓐ Lichtenstein 法相关基本事项

关于Lichtenstein法，并不是阅读一篇论文就能描述所有内容。因此，有必要通读Lichtenstein、Amid、Shulman的论文，理解术式改善的过程，弄清目前修正的Lichtenstein法的变更经过。事实上，笔者认为将其称作Lichtenstein-Amid法更加合理。

ⓑ 手术的实际操作

关于斜疝，不需要切除疝囊，而是将其游离后还纳至腹腔。直疝很大的情况下，有相关记载指出，可将疝囊周围行荷包缝合后，将疝囊向腹腔内翻转。然而，考虑到教授知识的目的，像"Ⅸ 手术过程"中描述的那样，应将疝囊缝扎后切除（旁注：疝囊的高位结扎→参照第46页）。但是，对于斜疝疝囊，原则不予处理。

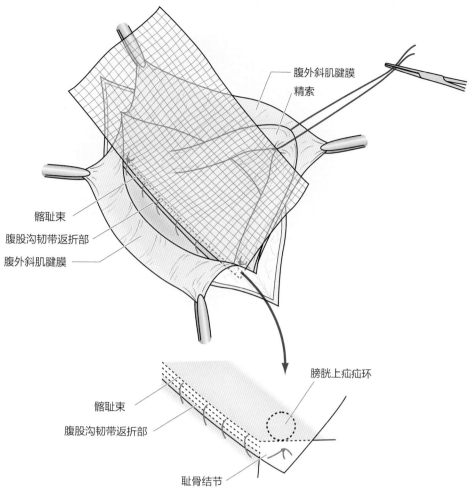

腹外斜肌腱膜
精索
髂耻束
腹股沟韧带返折部
腹外斜肌腱膜

膀胱上疝疝环
髂耻束
腹股沟韧带返折部
耻骨结节

图 47 补片在耻骨结节处的固定

将补片的内侧角覆盖在耻骨结节上 15~20mm 处，用 3-0 普理灵（Proline）线缝合固定，之后继续用此线将髂耻束与腹股沟韧带返折部连续缝合。

腹股沟床的修补使用 7.6cm×15cm 的 Proline Soft（Ethicon 公司制造）（基础篇**图 11**→参照第 16 页）。将该补片展开，其内侧达耻骨结节以里 20mm 处，上方达海氏三角上方 30~40mm 处，外侧至腹股沟管内环以外 50~60mm 处。虽然补片外侧要剪除 30~40mm，内侧角通常也要修剪，但不要开始就进行修剪。

将精索向头侧牵引，使用 3-0 普理灵线进行连续缝合。首先，将补片的角覆盖在耻骨结节上与其重叠 20mm，然后与耻骨结节的腱膜缝合，但要避开骨膜。然后向腹股沟韧带返折部行连续缝合。在充分越过腹股沟管内环的位置打结（**图 47**）。切记关键在于耻骨结节部的缝合。

A 腹股沟疝

B 股疝

C 腹壁疝

D 造口旁疝

E 骨盆壁疝

F 腹腔内疝

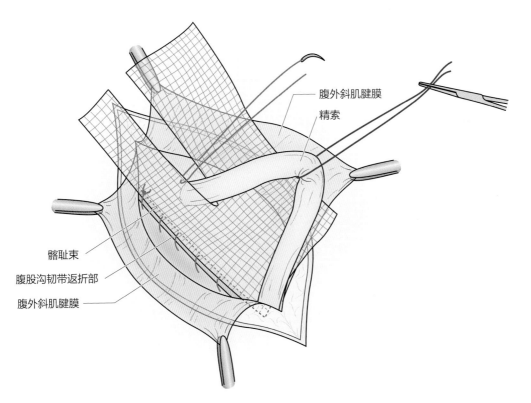

腹外斜肌腱膜
精索

髂耻束
腹股沟韧带返折部
腹外斜肌腱膜

图48 补片上燕尾状裂隙的修剪及腹股沟管内环处的缝合

在补片上根据髂耻束与内环足侧缘的距离修剪出燕尾状裂隙。裂隙的长度，要以补片在海氏三角能够形成一个平面为准，岔口与精索间应能伸入一把止血钳，缝合裂隙1针。

　　于内环处将展开的补片剪一裂隙以便将精索提至补片前方。想象着补片的外侧与内环间有一条直线，沿着这条线剪出一条燕尾状裂隙。这条直线标记会受到腹股沟韧带返折部与内环足侧之间距离的影响。将宽大的补片内侧缘穿过精索下方并向头侧方向平铺，至此补片加强了腹股沟床平面，同时要确保内环处的补片没有向精索足侧方向卷起。需要确认在腹股沟床处补片是以平面状态留置并再造内环。即将裂隙边缘包绕精索后，于交叉处用3-0普理灵线缝合1针（**图48**）。

　　然后，在腹股沟韧带返折部的位置将补片内侧多余的部分剪掉，在腹股沟韧带返折部缝合数针固定（**图49**）。据此，外侧三角部分便形成双重补片加强精索。于精索外侧将补片的尾端交叉是为了防止内环外侧的复发。燕尾小裂隙尾部未交叉便缝合是腹股沟管内环复发的根本原因。

　　接下来，回到耻骨部位，从连续缝合的起始部开始，用3-0普理灵线将补片间断缝合固定于内上侧的腹直肌前鞘。这部分有必要确认膀胱上疝部位的凹陷部分已有补片充分覆盖，之后进行缝合固定（**图47**）。而且内上侧缝合固定后，补片的一角会有多余的部分，将这部分剪掉。将剩余的补片最大限度地缝合固定在内侧，而剩余补片部分存在髂腹下神经，所以即使肉眼可以确认神经，也要将3-0 prolene®线水平运针。通常为了在腹股沟床形成一平面，需要边观察边进行缝合固定（**图50**）。直到腹股沟床的补片达到轻度膨起的程度为止。

　　最后，为防止头侧的补片向上移动，需在腹内斜肌腱膜上缝合固定数针。

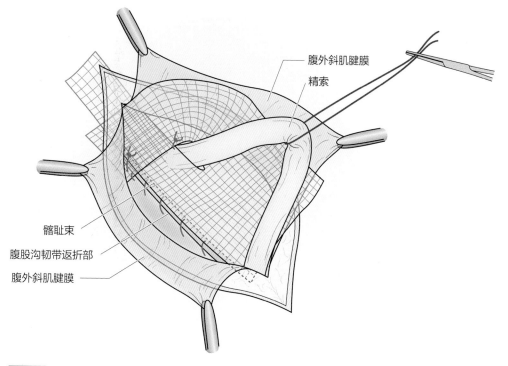

内部标注文字：
腹外斜肌腱膜
精索
髂耻束
腹股沟韧带返折部
腹外斜肌腱膜

图49 补片内侧片的固定

将补片的外侧片平铺于外侧。内侧片为了加强外侧三角区，在腹股沟管内环外侧部弯向足侧，并于腹股沟韧带返折部缝合2针固定。

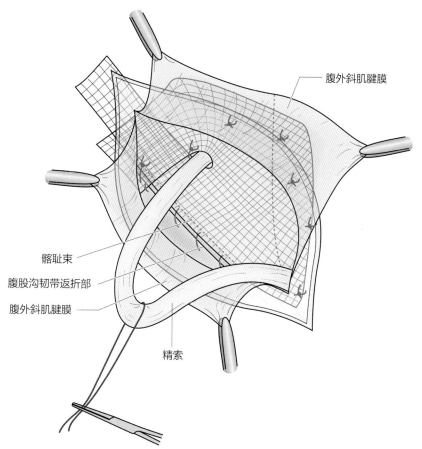

内部标注文字：
腹外斜肌腱膜
髂耻束
腹股沟韧带返折部
腹外斜肌腱膜
精索

图50 补片内侧片的缝合固定

将补片内侧片铺在腹内斜肌上，内侧部分与腹直肌前鞘缝合固定。此时要认识到自耻骨结节起的头侧部分是复发的重要部位，所以需要将补片充分地缝合固定到腹直肌前鞘上。

A 腹股沟疝
B 股疝
C 腹壁疝
D 造口旁疝
E 骨盆壁疝
F 腹腔内疝

在很多学术会议或者学会上经常听到的名词中，值得注意的有腔隙韧带、Cooper 韧带及联合腱。

腔隙韧带（lacunar ligament 或 Gimbernat's ligament）是指腹股沟韧带附着至耻骨结节之前，其腱膜纤维分出一部分附着至耻骨上支内下侧面的部位；从股窝方向能够看到该结构（图51）。腔隙韧带虽然被认为构成了股环内侧缘，但普遍的观点认为股环是由 Cooper 韧带、髂耻束、股静脉围成的部分，与腔隙韧带无关，并且与腹股沟疝手术也毫无关系。关于此韧带，1989 年有名的 Lichtenstein 论文原文中记载着"缝合于腔隙韧带上"。但随后 Amid 于 1993 年的论文中删除了这部分内容。也就是说，腔隙韧带目前看来是没有特别存在价值的结构，是没有必要的名称。

Cooper 韧带定义为耻骨上支腹侧面的全长部分。但是未切开腹股沟床的情况下，却有很多外科医生都会用 Cooper 韧带这一名称。因为韧带是有一定长度的结构，因此指仅仅是韧带一端而将其称为 Cooper 韧带的情况应加以避免。所以，在未切开腹股沟床的情况下，不能使用理应看不见的"Cooper 韧带"这个名称。

联合腱也是如今常听到的名词。其定义为腹内斜肌腱膜下部的纤维与腹横肌腱膜的纤维融合后形成的止于耻骨结节与耻骨上支的腱膜。但是，Hollinshead 认为其出现频率是 5%，Condon 认为是 3%，而 McVay 认为其仅仅是人为现象。因此，应该控制使用该名称。除此之外，腹股沟镰、Henle 韧带等名称也采用这一部位的解剖，但都定义模糊。由于仅以一定的概率存在，应该谨慎使用为好。

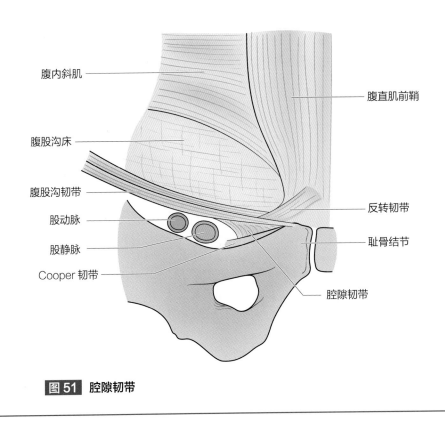

腹内斜肌

腹直肌前鞘

腹股沟床

腹股沟韧带

反转韧带

股动脉

耻骨结节

股静脉

Cooper 韧带

腔隙韧带

图51　腔隙韧带

ⓒ 讨论

Lichtenstein 在 1987 年的论文中报道了自己的 6321 例疝手术，94% 为腹股沟疝。其中 45% 采用以往的单纯组织修补，42% 实施补片修补术（mesh patch 法），12% 实施网塞修补术（mesh plug 法）。并且报告了实施补片修补术（mesh patch）中，在施行了所谓的前入路髂耻束修补术后，又在其腹侧铺上补片的术式。

现在的 Lichtenstein 法，即无张力修补术，其最初的论文发表于 1989 年。虽然该论文只是简单地描述了术式，但施行了 1000 例手术且无复发病例。该术式于 1993 年在 Lichtenstein 及其学生 Amid 共同的论文中做了介绍。这是对 1989 年 Lichtenstein 的无张力疝修补术手术原则进行修正后的状态，并于 2004 年逐渐发展为 Amid 的个人理论。

因此，认为哪种术式作为 Lichtenstein 法更准确变得异常困难。笔者目前尽量遵循着 2004 年 Amid 的论文所描述的方法进行手术。

2. 单纯组织修补相关基本事项

传统修补术这一名词是指未使用补片的手术，后来使用其译义：传统法、非补片法等名称。上述手术均是已经过时的手术，在以补片为中心的时代难以令人满意。考虑到使用补片这种手术材料，上述手术意味着使用自体组织进行的修补术，所以使用单纯组织修补术这一名词，虽然难以翻译，却一语中的。

现在，腹股沟疝、股疝的手术使用补片已是理所当然的事，欧美各国的疝修补术 80% 以上都使用了补片。这样一来，包括手术本身为非清洁手术在内的各种不能使用补片的情况下，单纯组织修补术就变得尤为重要。牢牢掌握单纯组织修补术的方法及概念，对于施行腹股沟疝、股疝修补术的外科医生而言是理所应当的事情。

对所有腹股沟疝、股疝手术术式的基本要求是：在一个术野中，无论遇到什么状况都可以充分应对。即使是单纯组织修补术，由于腹股沟部的切口可以行腹股沟疝、股疝修补术，因此加以推荐。这种方法能够治疗疝门，可以应对紧急手术，而且能够确认肠管的活性，并可能是行肠管切除、重建的唯一方法。

考虑采用单纯组织修补术的情况有：①年轻患者腹股沟床仍然强韧为没有必要使用补片的程度；②考虑到补片的并发症，患者有不使用补片的意向；③因肠管切除、腹膜炎等原因成为非清洁手术而避免使用补片的情况。在①的情况下，应使用 Marcy 法，在②③的情况下，视情况选择 Marcy 法、前入路髂耻束修补术（AIPTR）或 McVay 法（Cooper 韧带法）。而在③的情况下，也可能有因高龄患者组织薄弱而不得不考虑使用 Bassini 法的情况。

虽说对原始的方法加以改进也许与外科进步密切相关，但也应牢记在概念框架的基础上引用原先的手法。不理解单纯组织修补术的话就无法进行腹股沟疝、股疝的治疗。

然而，单纯组织修补术中除了 Shouldice 法之外的方法远期预后欠佳，轻易地避免使用补片也存在很大的问题。

ⓐ Marcy 法

1892 年的 Marcy 原著中，为了明确指出腹横筋膜，在刊载图中去除了腹股沟韧带和腹肌。将腹股沟管内环处的腹横筋膜由足侧向头侧方向缝合缩小。Griffitt 对该原著中的 Marcy 法添加了很多说明，包括该概念在内的书目于 1964—1995 年期间一直在出版。

对于年轻人，大部分腹股沟斜疝表现为腹股沟床比较坚韧，以内环的开大为主。针对这种情况，曾认为只处理腹股沟管内环是较好的手术方式，但实际的治疗效果欠佳。

适用于腹股沟斜疝的 Marcy 法是指高位结扎疝囊，并用 1-0 或 2-0 不可吸收线缝合腹横筋膜以缩小腹股沟管内环（**图 52**）。但是关于 Marcy 法中针对扩大的腹股沟管内环的治疗，不能只是单纯地将腹股沟管内环缝合缩小，为了恢复其生理性活瓣作用，针对被拉伸的 U 形悬韧带也需要

A 腹股沟疝
B 股疝
C 腹壁疝
D 造口旁疝
E 骨盆壁疝
F 腹腔内疝

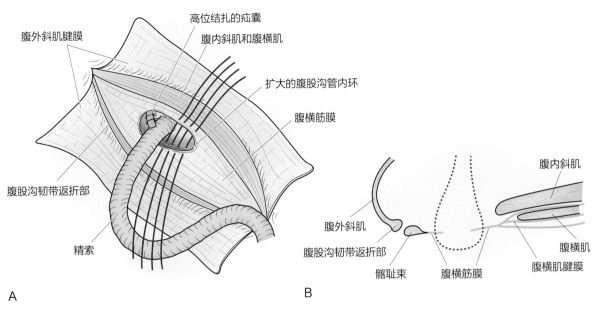

腹外斜肌腱膜

高位结扎的疝囊
腹内斜肌和腹横肌

扩大的腹股沟管内环

腹横筋膜

腹股沟韧带返折部

精索

腹内斜肌

腹外斜肌

腹股沟韧带返折部

髂耻束　腹横筋膜

腹横肌

腹横肌腱膜

A

B

图52 Marcy 法

疝囊的高位结扎是指用 1-0 或 2-0 不可吸收缝线缝合腹横筋膜以缩小腹股沟管内环。

手术处理（**图53**）。而且根据现代腹股沟及股部解剖学，已经明确不应只缝合腹横筋膜，腹横筋膜因为有来自腹横肌腱膜组织的加入而变得强韧，腹横筋膜自身是纤薄而脆弱的组织。

缝合腹股沟管内环时要注意以下几点：①避免损伤到沿腹股沟管内侧走行的腹壁下动静脉；②注意不要损伤沿腹股沟管走行且从腹股沟管内环出入的精索外动静脉和生殖股神经生殖支；③为了防止内环过紧导致精索血流受阻，在缝合腹股沟管内环时要保证留有一定空隙，沿着精索方向可以插入一把止血钳的前端。在疝修补术完成后，必须使构成腹股沟床的腹横筋膜保持适度张力及平坦的状态。

在缝合腹股沟管内环的时候，如果缝合的头侧缘和尾侧缘很薄弱，则不适用本方法。

❺ 前入路髂耻束修补术（AIPTR）

提到腹股沟床的加强方法，Condon 的 AIPTR 是不可或缺的。Condon 关于 AIPTR 法腹股沟疝修补术阐述以下要点：①熟练掌握相关解剖知识；②准确剥离疝囊；③切除多余薄弱组织；④明确疝囊的边缘；⑤无张力缝合疝的缺损部位。

①腹横筋膜的切开

在腹股沟管内环将腹横筋膜从其正下方的腹壁下动静脉分离，并进一步剥离 Hesselbach 三角的里面（腹腔侧面）。

接下来，从腹股沟管内环向耻骨结节连线上切开腹横筋膜，用止血钳夹持切开边缘。

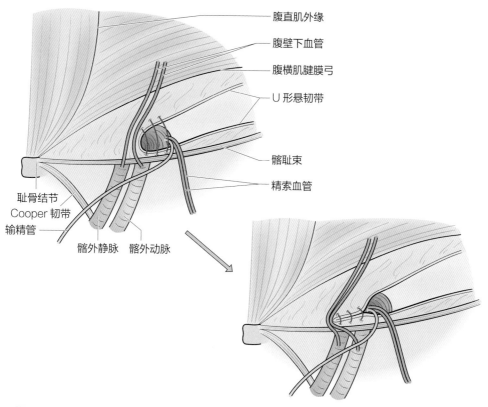

右侧边标签（从上到下）：
A 腹股沟疝

B 股疝

C 腹壁疝

D 造口旁疝

E 骨盆壁疝

F 腹腔内疝

图中标注文字：

腹直肌外缘

腹壁下血管

腹横肌腱膜弓

U 形悬韧带

髂耻束

精索血管

耻骨结节
Cooper 韧带
输精管

髂外静脉　髂外动脉

图53 瓣膜作用的改善

为了恢复功能性的瓣膜作用，需将伸长的 U 形悬韧带进行缝合缩小。

②腹横肌腱膜弓的确定

　　将腹横筋膜的头侧片向内侧和头侧方向提起，将有光泽的白线边缘的腱膜用止血钳钳夹越过腹横筋膜。正是这一腱膜，对腹股沟床重建而言是最重要的腹横肌腱膜，白线指这一腱膜足侧缘标志的腹横肌腱膜弓。

③耻束的显露

　　夹持腹股沟韧带侧的腹横筋膜足侧片，至腹股沟韧带的返折部。将边缘部向足侧、股部方向剥离，被边缘部覆盖的腹横筋膜略肥厚，成为有白色光泽的条索状结构，这一结构即为髂耻束。髂耻束起于髂嵴和髂前上棘，形成了腹股沟管内环的足侧缘和髂外动脉的腹侧缘，之后呈扇状扩展至骨盆壁的内侧面，接续于耻骨上支。

　　腹股沟韧带和髂耻束通过疏松结缔组织连接，它们之间有缝隙。因此，髂耻束与其表面的腹股沟韧带解剖层次不同。作为腹股沟斜疝发生部位的腹股沟管底部的修补重建，不是利用表层的腹股沟韧带，而是利用存在于同一层次的髂耻束。

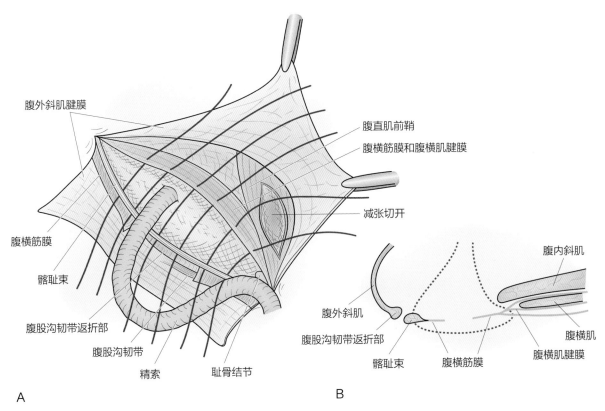

腹外斜肌腱膜

腹直肌前鞘

腹横筋膜和腹横肌腱膜

减张切开

腹横筋膜

髂耻束

腹股沟韧带返折部

腹股沟韧带

精索

耻骨结节

A

腹内斜肌

腹外斜肌

腹股沟韧带返折部

髂耻束

腹横筋膜

腹横肌

腹横肌腱膜

B

图 54 前入路髂耻束修补术（AIRTR）

腹横肌腱膜弓和髂耻束的缝合是从耻骨结节向外侧进行。精索外侧亦追加缝合，但不能使精索过紧。缝合时张力较大的情况下，可于腹直肌前鞘行减张切开。

A：全景。

B：断面图。

　　如上所述，在识别腹横肌腱膜弓和髂耻束后可进行缝合。腹横肌腱膜弓和髂耻束的缝合采用 1-0 或者 2-0 的单股不可吸收缝线于精索后方内侧开始进行。最内侧是容易复发的部位，要注意与耻骨结节之间不能留有间隙。向外侧进行缝合，精索外侧亦追加缝合，为了不使精索过紧，保留的间隙应能插入止血钳尖端（图 54）。

　　但是，髂耻束多数情况下比较薄弱。仅缝合它和腹横肌腱膜，由于张力大，可能出现破损或断裂，有时无法期待其具有韧带的较强的把持力。因此，将髂耻束的腹侧面相连接，与其平行走行的腹股沟韧带返折部作为辅助支持组织一并缝合利用的情况很多。

　　缝合腹横肌腱膜弓到髂耻束后，如果张力较大，有必要在腹直肌前鞘追加减张切开。

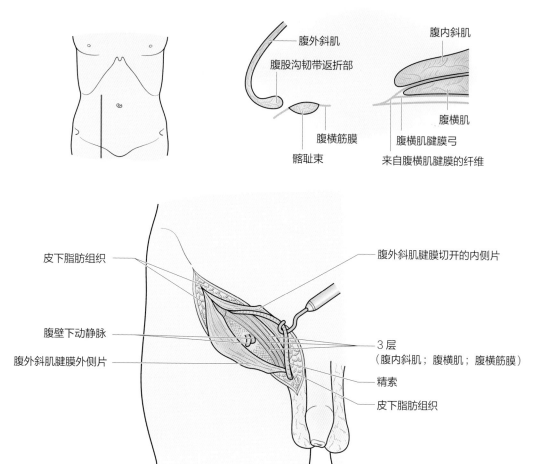

腹外斜肌

腹股沟韧带返折部

腹横筋膜

髂耻束

腹内斜肌

腹横肌

腹横肌腱膜弓

来自腹横肌腱膜的纤维

皮下脂肪组织

腹壁下动静脉

腹外斜肌腱膜外侧片

腹外斜肌腱膜切开的内侧片

3 层
（腹内斜肌；腹横肌；腹横筋膜）

精索

皮下脂肪组织

图55 **Bassini 法** ①

关于第 3 步操作中的精索剥离后情况，这时已经切开腹股沟床。

ⓒ Bassini 法

关于 Bassini 法，1890 年的原论文中刊载的附图使人误解为腹股沟床不切开，因此演变成包括美国 Bassini 法、欧洲 Bassini 法及日本 Bassini 法在内的各种各样的术式。但是，通过翻译书籍的出版，对 262 个病例及 Bassini 法有了正确的理解。

① Bassini 法

在第 1、第 2 步操作中，从精索到剥离疝囊，并结扎和切断。

在第 3 步操作中，把游离的精索朝头侧移动和牵拉，向外侧及内侧牵拉腹外斜肌腱膜，到达腹股沟韧带构成的足侧的凹面。然后分离腹股沟韧带至头侧 1cm，显露精索出髂窝的部位。接着从腹外斜肌腱膜剥离由腹内斜肌、腹横肌、腹横筋膜构成的 3 层结构，从腹膜前脂肪组织中游离出来（图55）。

将集合的 3 层一起与腹股沟韧带背侧缝合。两者的缝合采用结节缝合。缝合时，从耻骨结节向精索并扩展至其外侧 5~7cm 的范围，缝合至距髂前上棘约 1cm 的部分（图56）。

第 4 步操作是，将精索返至原本的位置，缝合腹外斜肌腱膜（图57）及皮肤。

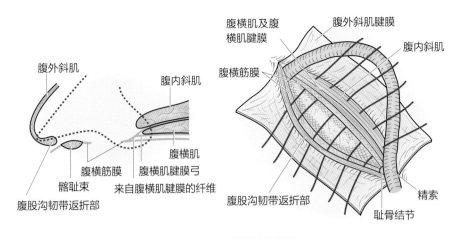

腹外斜肌　　　　　　　　腹横肌及腹　　腹外斜肌腱膜
　　　　　　　　　　　　横肌腱膜
　　　　　　腹内斜肌　　　　　　　　　　　腹内斜肌
　　　　　　　　　　腹横筋膜

　　　　　　　腹横肌
　　　　　　　　　　　　　　　　　　　　　　精索
　　　　腹横肌腱膜弓
髂耻束　　　　　　　　　腹股沟韧带返折部　　耻骨结节
腹横筋膜　　来自腹横肌腱膜的纤维
腹股沟韧带返折部

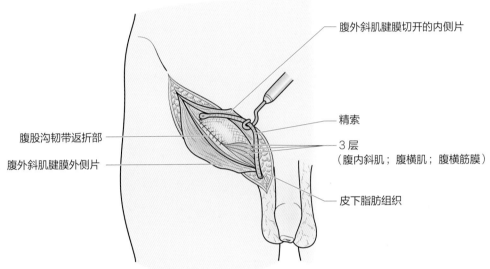

　　　　　　　　　　　　　　腹外斜肌腱膜切开的内侧片

腹股沟韧带返折部　　　　　　　　　　　　　精索
腹外斜肌腱膜外侧片　　　　　　　　　　　　3 层
　　　　　　　　　　　　　　　　（腹内斜肌；腹横肌；腹横筋膜）
　　　　　　　　　　　　　　　　皮下脂肪组织

图 56 Bassini 法 ②

第 3 步操作相关的加强后壁，充分地缝合腹横肌腱膜弓、腹横筋膜与腹股沟韧带。

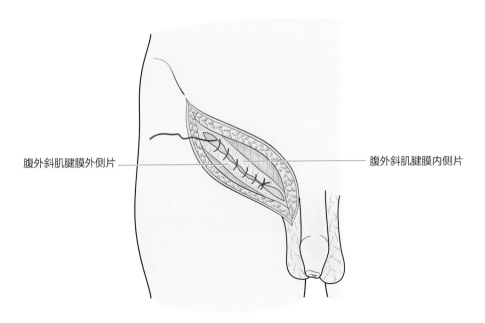

腹外斜肌腱膜外侧片　　　　　　　　　　　　腹外斜肌腱膜内侧片

图 57 Bassini 法 ③

第 4 步操作中的腹外斜肌腱膜的缝合。

②讨论

Bassini 在 1884 年确立了 Bassini 法，于 1890 年在杂志《*Archiv fur Klinische Chirurgie*》发表之后被世界熟知。这个术式被逐渐地演变成不同的术式，但令人惊异的是一直被称为 Bassini 法。

通过 Bassini 论文中的"从腹外斜肌腱分离出由腹内斜肌、腹横肌、腹横筋膜构成的 3 层结构，亦从腹膜前脂肪组织游离出来"的表述和论文附图，能够想象出需要切开腹横筋膜。但是，论文对腹横筋膜如何"切开"（腹股沟床切开）这一问题并没有具体表述。而且，在上述手术技巧方面，也可能从扩大的腹股沟管内环口剥离。

这一部分"模棱两可"的表述并不能充分表达腹股沟床切开，这也是错误的 Bassini 法成为简易法原因之一。

Wantz 曾报告 Bassini 原法图（**图 55~ 图 57**）的绘制者 Catterina 在之后两年出版了详细描述具体术式的 Bassini 原法。在那个著作中，施行了腹股沟床切开。

从现代腹股沟疝的单纯组织修补术的本质考虑，为了改善作为腹股沟床加强术的 Bassini 法，省去了在腹内斜肌的缝合。作为解剖层次的进一步改善，有必要将腹股沟韧带替换为髂耻束，这即为 Condon 的 AIPTR 法。但如果遇到高龄患者组织比较薄弱的情况，也不得不选择 Bassini 法。

❹ McVay 法（Cooper 韧带修补术）

关于 McVay，脱离原书、原论文的报告很多。主要原因是 McVay 法随着腹股沟、股部解剖描述的明晰而变化，因此，如果不将原书和原论文中的用语替换成现代解剖学用语的话是难以理解的，而且 McVay 法原本不是治疗股疝的手术方法。本部分将通过身为解剖学家及外科医生的 McVay 的生涯与腹股沟疝、股疝的关系，并搜索 20 世纪 40 年代的论文从而加以检验。

①腹股沟、股部的解剖

为了考察 McVay 法，必须要统一腹股沟、股部相关的解剖用语。1932 年以后 McVay 和身为耳鼻喉医生的解剖学家 Anson 一起编写了很多解剖学的论文。《手术解剖》第 6 版是 1984 年出版的，即使在这个时期，腹股沟部的解剖用语与现代仍有很多不同，因此，这些用语将被现代用语替换。特别是，前股血管鞘被替换为髂耻束。而且应认识到腱膜和筋膜概念的不同，特别是有必要充分理解腹横肌腱膜和腹横筋膜的关系。即腹横筋膜原本是透明的没有任何结构的膜，但由于混合了腹横肌腱膜纤维，可以抵抗腹股沟疝的压力。而且腹横筋膜形成髂耻束后，越过 Cooper 韧带成为向全身扩展的筋膜，也参与股管的形成。

另外，使用的缝合线全部变为现在使用的缝合线。

② McVay 法

作为针对大的腹股沟直疝和腹股沟斜疝的手术，在 1942 年还是外科住院医的 McVay 第一次在论文中描述了使用 Cooper 韧带的方法。而且在 1948 年的论文中加入了图示，报道此种术式可以应用于包括腹股沟疝在内的所有手术。下面追溯他的腹股沟床再建术的概念和术式的变迁。

1948 年的论文：处理直疝疝囊或者斜疝疝囊之后，切除一切薄弱的腹股沟床的腱膜筋膜组织（**图 58**）。**图 58** 已经进行了减张切开，能够清楚地看到 Cooper 韧带，为了显示耻骨筋膜和股环，将腹股沟韧带向足侧牵拉。沿着 Cooper 韧带，围绕股静脉至髂耻束的连线，显示出新的腹股沟床缝合解剖线。

图 59 显示的是腹股沟床再建已完成的情况。薄弱部分被切除后，将腹横肌腱膜用 1-0 或者 2-0 不可吸收单纤维缝合线结节缝合至从耻骨结节到股静脉的 Cooper 韧带（**图 59b**）。缝合延长线后，经股静脉向上，将腹横肌腱膜和腹横筋膜（如果腹横肌在此为肌层的话，只缝合腹横筋膜）缝至髂耻束（**图 59c**）。这些缝合最初的行针包含耻骨筋膜，在之后的**图 61** 中，为了显示腹股沟管内环的闭锁，精索被牵拉至外侧。减张切开部位成为三角形，其外侧缘缝至背侧的腹直

A 腹股沟疝

B 股疝

C 腹壁疝

D 造口旁疝

E 骨盆壁疝

F 腹腔内疝

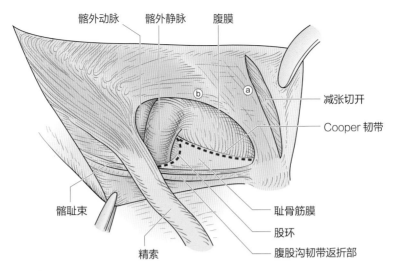

髂外动脉　髂外静脉　腹膜

减张切开

Cooper 韧带

髂耻束

耻骨筋膜

股环

精索

腹股沟韧带返折部

图 58 大的腹股沟斜疝疝囊以及腹股沟直疝疝囊处理后的状态

减张切开（a），腹股沟床的薄弱部分已被切除，强韧的上缘被保留（b）。

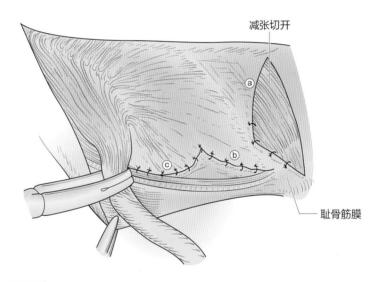

减张切开

耻骨筋膜

图 59 腹股沟床再建后

腹股沟床完成再建。减张切开是缝合至腹直肌腱膜部分（a），腹横肌腱膜缝合到从
耻骨结节到股静脉的 Cooper 韧带上（b）。之后从股管缝合到髂耻束（c）。

肌腱膜部分（图 59a）。将精索还纳至新的腹股沟管，缝合腹外斜肌腱膜，再造外环至正常的位
置，缝合皮肤后结束手术。笔者认为在腹股沟床有大的缺损的腹股沟直疝和腹股沟斜疝时必须行
减张切开。

　　1954 年的著书：关于大的腹股沟直疝、斜疝、股疝的手术记载中，首次使用了移行缝合
（transition suture）这一名称。切除所有薄弱的腹股沟床的腱膜以及筋膜部分，施行适当的减张切

A 腹股沟疝

B 股疝

C 腹壁疝

D 造口旁疝

E 骨盆壁疝

F 腹腔内疝

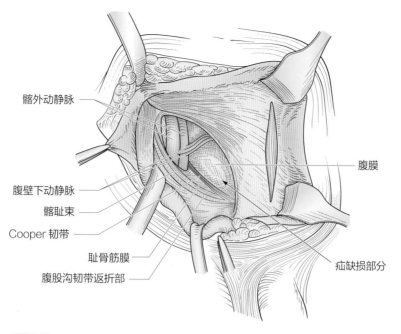

髂外动静脉

腹壁下动静脉

髂耻束

Cooper 韧带

耻骨筋膜

腹股沟韧带返折部

腹膜

疝缺损部分

图60 大的腹股沟斜疝疝囊以及腹股沟直疝疝囊处理后的状态

减张切开。腹股沟床的薄弱部分已被切除。

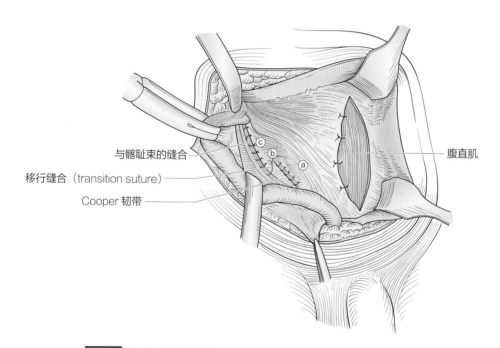

与髂耻束的缝合

移行缝合（transition suture）

Cooper 韧带

腹直肌

图61 腹股沟管再建后

腹横肌腱膜与 Cooper 韧带的缝合（a）和与髂耻束的缝合（c）及其之间的 1 针是移行缝合（b）。

开。在**图60**的术野中，已经完成了腹股沟管再建的准备工作。

首先将腹横肌腱膜缝至 Cooper 韧带（**图61a**）。缝合是从腹股沟床附着在 Cooper 韧带有强度的部位开始，至距股静脉壁 3 ~ 4mm 的部分，针距为 2mm。接下来的缝合被称为移行缝合（**图61b**）。原因是这一缝合是从位于较深位置的 Cooper 韧带至较浅位置的髂耻束的 transition（移行）。

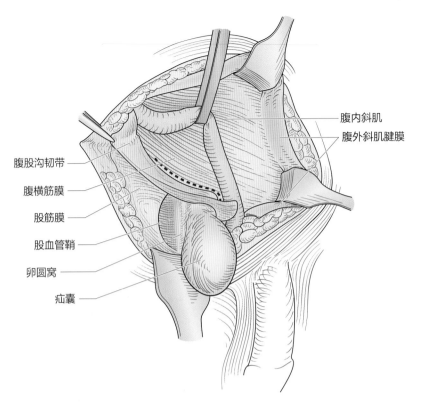

腹内斜肌

腹外斜肌腱膜

腹股沟韧带

腹横筋膜

股筋膜

股血管鞘

卵圆窝

疝囊

图62 **股疝相关的腹股沟、股部**

腹股沟床在点线部位切开。

移行缝合是将腹横肌腱膜与股血管鞘内侧拉近缝合（原本是股管内侧、腹横筋膜的连续：笔者注），因为股血管鞘通常是非常薄弱的一层，因此将耻骨筋膜也一并缝合。之后将腹横肌腱膜和腹横筋膜（腹横肌如果在此处为肌肉的话，就只是腹横筋膜）与髂耻束缝合，此操作要继续到再造腹股沟管内环至适当大小（**图61c**）。

同书的股疝相关事项：在股疝中，腹股沟区域完全正常，足侧切缘因为显露卵圆窝和股疝疝囊而被牵拉（**图62**）。在腹股沟床没有薄弱部分，腹股沟管内环也无扩大。为了显露疝颈部，切开是沿着腹股沟韧带的部位进行的（**图62**，点线部分）。

在这个切开线，腹股沟床被展开，股疝从股部返回到腹股沟直疝的位置（**图63**，箭头），从而处理疝囊。腹股沟管再建与**图61**相同，通过这一操作将股环闭锁。而且缝合部位无张力，通常没有必要行减张切开。

1978年的论文：移行缝合是从 Cooper 韧带的水平（深部）移行至髂耻束水平（浅部），这个距离是与股静脉的直径一致。移行缝合是缝合腹横肌腱膜、Cooper 韧带、耻骨筋膜以及髂耻束。这一缝合能闭合 Cooper 韧带和髂耻束之间的较小的角度（**图64**）。

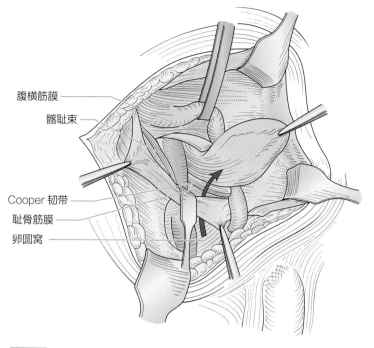

图63 股疝向腹股沟直疝位置的还纳

如箭头所示，解除了股疝。

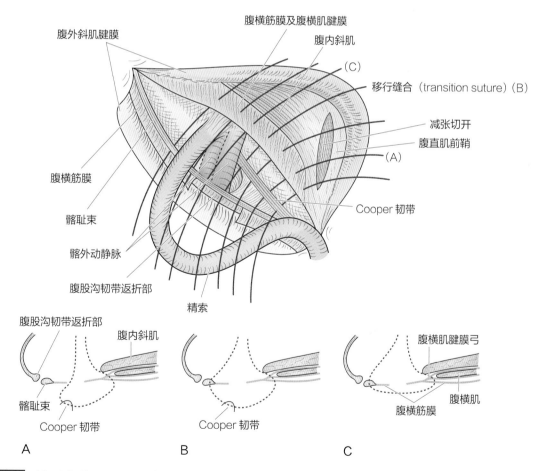

图64 1978 年的 McVay 手术

移行缝合是指从深部 Cooper 韧带移行至浅部髂耻束的缝合，这一缝合长度与股静脉直径一致。

A 腹股沟疝

B 股疝

C 腹壁疝

D 造口旁疝

E 骨盆壁疝

F 腹腔内疝

③讨论

McVay 法在日本多作为股疝手术的治疗方法而加以介绍。但其本质，正如原论文与原著所述，是作为针对导致腹股沟床薄弱化病理状态的手术方法，是以大的腹股沟直疝和腹股沟斜疝为对象，作为重建腹股沟床的手术技巧加以介绍的。而且因为这些疝的薄弱部分较广泛，缝合重建腹股沟床时张力较大，故有必要进行减张切开。

如上所述，原论文与原著的记载随着 McVay 的解剖学研究的变化而变化，此时我们如何把握才能更好还需要继续讨论。

初期的手术技术中关于腹股沟床的重建是在切除腹横筋膜与腹横肌腱膜的薄弱部分后，将剩余的坚韧的头侧缘由内侧顺序与 Cooper 韧带缝合，之后在股管形成部位用缝线将其外侧与髂耻束缝合（图59）。本来，股环是腹横筋膜的 Cooper 韧带附着部的外侧缘，作为股管的入口。因此，股管的最初缝合包含耻骨筋膜在内，从而闭锁股环。

现在，在日本有"将腹横肌腱膜弓与 Cooper 韧带、髂耻束进行的缝合叫作移行缝合"的说明。但是，仅仅这个说明并没有清楚传达出移行为何意。如前所述，McVay 是在 1954 年首次使用了"移行缝合"，指的是从深部的 Cooper 韧带向浅部的髂耻束移行行针的意思。但实际是向股血管鞘内侧部分的移行（即股管内侧部分，腹横筋膜的延续）之后再与髂耻束缝合。此时将股血管鞘内侧和髂耻束（原著中为前股血管鞘）操作称为移行缝合，故很难理解。但是，到了 1978 年，将腹横肌腱膜、Cooper 韧带、耻骨筋膜以及髂耻束缝合，从而可以使股环闭合，而这一针则被称为移行缝合。

也就是说，有关 Cooper 韧带缝合后的运针，在 1942 年采用的是缝合股管数针的方法，而 1954 年著作中则使用了移行缝合一词，进展为从 Cooper 韧带到股管内侧部分（原著作中为股血管鞘内侧）的 transition 为中心的论点。1978 年以来则成为缝合 Cooper 韧带和髂耻束的成角而加以闭锁，着力点发生了移动。关于股疝，是缝合耻骨筋膜和股管内侧而闭锁股环，从这一着眼点出发，逐渐演变为缝合 Cooper 韧带与髂耻束的成角以完成股环的闭锁。另外，对于股疝来说，因其无腹股沟床的薄弱部分，不一定必须行减张切开。

对于 McVay 法，McVay 本人在 1958 年的论文中初次承认在自己之前确有人（Lotheisson）将 Cooper 韧带用于腹股沟疝及股疝修补术，在 1978 年的论文中，将自己的手术定位为首次 Cooper 韧带修补术。

最后，关于移行缝合，也有因压迫股静脉造成狭窄而引发并发症的报告，有必要对这一技术采取充分的注意。现在笔者多不使用作为股疝的单纯组织修补术的 McVay 法，主要理由是因为腹横肌腱膜弓妨碍术野。缝合股环的移行缝合多大程度上对股静脉造成影响，无法充分确认。

在日本，作为针对股疝手术被认知的 McVay 法，实际上也被讨论用于大的腹股沟直疝与斜疝手术来设计手术术式。之后，McVay 一系列的论文从股管的讨论谈及了股疝。McVay 法并不是一个手术术式，而是包含了随着 McVay 的腹股沟·股部解剖学的确立而进步的历史性手术。

❺ Shouldice 法

在日本，Shouldice 法很少被提到，而且实际上作为腹股沟疝修补术而采用的机构比较少。但是，此法为欧洲疝学会（EHS）作为腹股沟疝的单纯组织修补术的推荐术式。施行本法的多伦多 Shouldice 医院尽管只是一所拥有 89 张床位的小医院，1946—2003 年本法已经施行了 25 万例，长期随访的结果也已经明确。而且即使是现在，每周也有 150 例腹股沟疝手术采取此种术式，所以无法将此法从腹股沟疝基本手术术式中排除。此法虽然经过多次的改良而形成了现在的方法，在本章中只记载目前的 Shouldice 法。

旁注 减张切开的重要性

关于 McVay 法，尽管好不容易重建了腹股沟床，但由于缝合组织的张力易导致术后疼痛及缝合部组织的离断、易造成疝复发等危险。为预防这些风险，一定不要忘记对腹直肌鞘前鞘内板的减张切开。即先将切开的腹外斜肌腱膜的内侧片向内侧牵拉，并用拉钩将其向内侧压迫；同时，从其与腹直肌鞘前鞘内板间隙剥离至愈合部，在内板

加一凹向腹股沟韧带的切开。

内板切开需向足侧即耻骨方向充分切开直至露出锥体肌（pyramidal muscle），整个切开创口长度在 7 ~ 8cm。

总之，排在第一位的风险是预防术后的创伤部牵拉痛，第二是预防将来的疝复发，所以，减张切开与 McVay 法为一组合，二者同时使用是不可缺少的操作。

手术术式

① 腹股沟床的切开

腹外斜肌腱膜的切开是在腹股沟韧带折返部分头侧 2.5cm 处进行。精索的游离与腹股沟斜疝的处理参照 "IX 手术过程" 部分（第 33 页）。

在剥离的最后阶段，腹股沟床的剥离对于修补手术是很重要的因素。提起腹股沟管内环处的腹横筋膜加以切开，在此部分，因背侧有腹壁下血管，应慎重进行，腹横筋膜背侧剥离的要领是一直持续到耻骨结节，但需将背侧的腹膜前脂肪推向背侧。外侧需要越过腹壁下血管进行游离、切断（**图 65**）。

一旦切开腹股沟床，需修剪多余的腹横筋膜，但应充分保留以便可以在无张力的情况下进行修补。大部分直疝疝囊很大，可以不开放还纳。

此外，腹横筋膜的背侧面一旦与腹膜前脂肪组织游离，就可以很好地确认腹内斜肌的背侧缘与腹横肌的背侧。腹直肌外侧缘在正中线附近显露。在外侧，将脂肪组织从腹横筋膜的背侧面游离，腹股沟韧带返折部及髂耻束可以得到很好的显露。推开脂肪组织即可明确 Cooper 韧带。

要注意深入探查所有可能发生重复疝或复发疝的区域，尤其是对股环的检查十分重要。

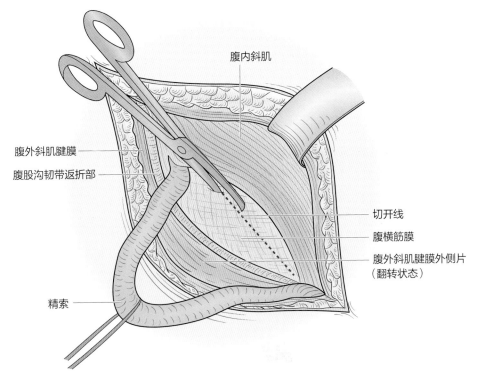

腹内斜肌

腹外斜肌腱膜

腹股沟韧带返折部

切开线

腹横筋膜

腹外斜肌腱膜外侧片
（翻转状态）

精索

图65 **腹股沟床处腹横筋膜的切开**

将腹横筋膜从腹股沟管内环到耻骨结节处切开。

②股沟床的重建

　　腹股沟床重建使用的连续缝合线是 2-0 不可吸收性单股线。使用两根缝线，每一根缝线构成两层缝合解剖线。也就是说，用一根缝线完成第 1 层与第 2 层的缝合解剖线，另一根线负责第 3 与第 4 层次缝合解剖线。

　　第 1 层缝合解剖线：进行最初的缝合时，应注意不要将靠近耻骨结节的腹横筋膜尾侧片相应部分的骨膜一同缝合（**图66**）。由此在头侧与内侧在无张力情况下延续至腹直肌的足侧缘。以上操作形成了强韧的固定良好的起始点，将直疝最经常出现的区域覆盖。缝合接下来在无张力情况下包含腹横筋膜足侧片，接着向腹横筋膜头侧片的背侧运针，行针包含腹横肌腱膜与腹内斜肌腱膜（**图67**）。与最初的缝合不同的是，将腹横筋膜的足侧片续于内侧组织缘的背侧。此缝合线进展至外侧形成新的腹股沟管内环。腹股沟管内环（**图68**）由于接合腹横筋膜足侧片，两者能够紧密地贴合又不过紧，修补的第 1 层缝合解剖线在内侧数厘米非常强韧。

　　第 2 层缝合解剖线：腹股沟管内环在第 1 层次缝合解剖线的最后缝合得以矫正，缝合由此处折返，开始进行第 2 层缝合解剖线的修补。第 2 层缝合解剖线（**图69**）在腹横筋膜头侧片的一端与腹股沟韧带返折部进行。要点是每一针细小的缝合都必须充分注意，由此可避免缝合的张力。在股静脉的内侧，腹股沟韧带的缝合应深一些。第 2 层次缝合解剖线要越过第 1 层次缝合解剖线最初的缝合部分进行，并结扎。

　　第 3 层与第 4 层缝合解剖线：以上两层缝合解剖线需进行完全的层状修补术。在这里从腹股沟管内环开始缝合第 3 层。将腹股沟韧带附近少量的腹外斜肌腱膜外侧片的背侧与腹内斜肌表面进行缝合（**图70**）。这个层次在无张力的前提下缝至耻骨结节。于是作为第 4 层缝合解剖线，缝

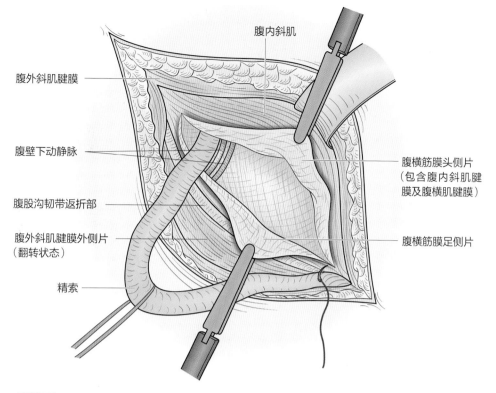

腹内斜肌

腹外斜肌腱膜

腹壁下动静脉

腹股沟韧带返折部

腹外斜肌腱膜外侧片
（翻转状态）

精索

腹横筋膜头侧片
（包含腹内斜肌腱
膜及腹横肌腱膜）

腹横筋膜足侧片

图 66 **最初的缝合**

最初的缝合是靠近耻骨结节的腹横筋膜的足侧片与腹直肌足侧缘的缝合。

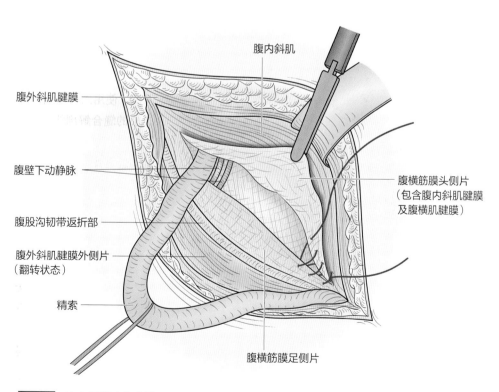

腹内斜肌

腹外斜肌腱膜

腹壁下动静脉

腹股沟韧带返折部

腹外斜肌腱膜外侧片
（翻转状态）

精索

腹横筋膜头侧片
（包含腹内斜肌腱膜
及腹横肌腱膜）

腹横筋膜足侧片

图 67 **第 1 层缝合解剖线**

第 1 层缝合解剖线是指腹横筋膜的足侧片与腹横筋膜头侧片的背侧的缝合，此头侧片包括腹横肌腱膜
与腹内斜肌腱膜。

A 腹股沟疝

B 股疝

C 腹壁疝

D 造口旁疝

E 骨盆壁疝

F 腹腔内疝

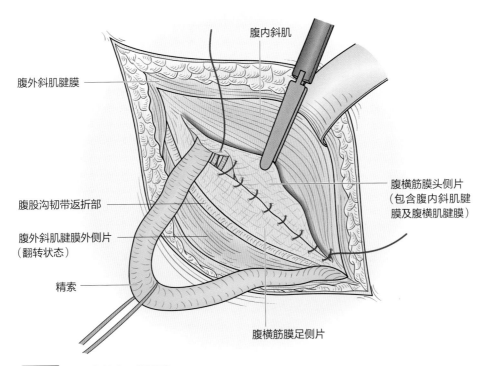

图 68 **腹股沟管内环的重建**

腹股沟管内环的重建是将腹横筋膜外侧片缝合进行的。

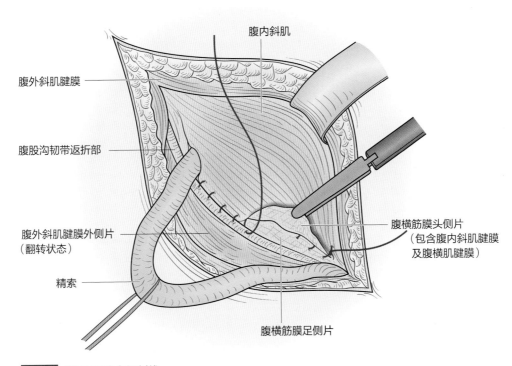

图 69 **第 2 层缝合解剖线**

将在第 1 层缝合解剖线形成腹横筋膜头侧片的一端与腹股沟韧带返折部缝合。

A 腹股沟疝

B 股疝

C 腹壁疝

D 造口旁疝

E 骨盆壁疝

F 腹腔内疝

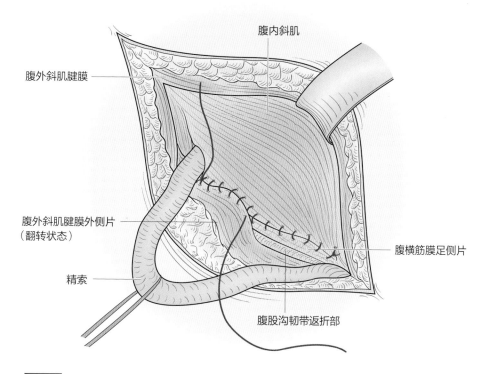

腹内斜肌

腹外斜肌腱膜

腹外斜肌腱膜外侧片
（翻转状态）

精索

腹横筋膜足侧片

腹股沟韧带返折部

图70 第3层缝合解剖线

在腹股沟管内环处将靠近腹股沟韧带的腹外斜肌腱膜与腹内斜肌的表层缝合，一直至耻骨结节。

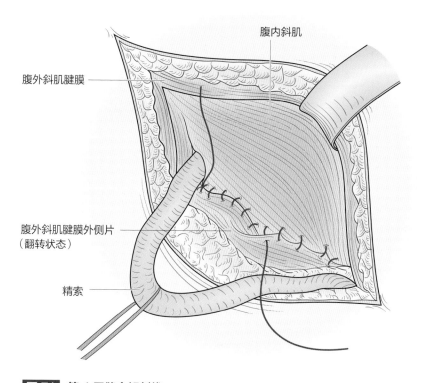

腹内斜肌

腹外斜肌腱膜

腹外斜肌腱膜外侧片
（翻转状态）

精索

图71 第4层缝合解剖线

作为第4层缝合解剖线，将第3层缝合完毕的缝线在耻骨结节处折返，将腹外斜肌腱膜背侧与腹内斜肌缝合，到达腹股沟管内环。

合折返向外，将腹外斜肌腱膜的外侧片背侧与腹内斜肌的表面缝合，一直进行至新的腹股沟管内环为止（图71）。由此，完成了腹股沟管内环的缝合缩小与腹股沟床的层状闭锁。有必要确保上述操作不要过紧，处于适合的状态。内环重建后的大小也可以插入弯钳为宜。

③闭合创口

将精索置于腹外斜肌腱膜背侧且略偏内侧解剖学位置。在精索腹侧将腹外斜肌腱膜用可吸收线行一层缝合。

XI 切口的关闭及皮肤缝合

1. 腹外斜肌腱膜的缝合

将睾丸还纳至阴囊后，用纱布拭净术野内的血液，确认髂腹股沟神经（ilioinguinal nerve）无损伤，以 3-0 PDS-Ⅱ线结节（或连续）缝合腹外斜肌腱膜。

注意不要将腹股沟管外环及其附近的髂腹股沟神经缝入。

2. 皮肤的缝合

皮肤的手术瘢痕是这个手术的“脸”。有时看到手术瘢痕就可以对进行了何种程度的手术一目了然。在这种情况下，疝的皮肤缝合在日间手术中占重要地位。

皮肤使用 4-0 PDS-Ⅱ线进行埋线缝合。但认为埋线缝合这种手术技术比通常缝合美观可能只是幻想。

3. 皮肤黏着剂及纱布的用法

使用生理盐水仔细地擦拭皮肤，贴上无菌敷料（原则上 72h 内不能用手触摸伤口）。

XII 腹腔镜下疝修补术——复发及特殊腹股沟疝的相关手术

腹股沟复发疝（recurrent inguinal hernia）并没有特殊的手术治疗方法。其特征包括：①由于之前手术造成的组织瘢痕化和愈合导致剥离操作困难；②正常组织的移位使解剖学定位变得困难；③修复和重建时，由于腹股沟区支撑组织的破坏和老化（退行性变），补片等代替材料的使用是十分必要的。

对于腹股沟复发疝的手术方法有两种。第一种，在复发疝疝环尚可的情况下，可以使用前入路的 plug 法（也叫作 Millikan 法）。但是，plug 法有 plug 收缩之类的问题，有再次复发的危险。另一种是腹腔镜下手术，由于未曾从腹腔内进行剥离，是更加确切的手段。

作为特殊病例，在人工血管跨越两侧腹股沟的情况下，无论如何也无法行腹股沟管切开时，有必要行腹腔镜下手术。

1. 腹腔镜下手术

笔者认为初次手术并不适合行腹腔镜下手术。虽然，有在患者要求下实施的情况，但有必要进行充分的术前等待。需要全身麻醉以及留置尿管等事项也需要向患者交代。腹腔镜下手术引入腹股沟疝手术始于 19 世纪 90 年代，实施疝手术的外科医生中，本人愿意接受此手术的比例不超过 10%。即使是现在，实施腹腔镜下手术的外科医生本人是否接受手术是决定此种手术是否能应用于初发疝的最大的决定因素。

为了实施腹腔镜下腹股沟疝修补术，必须熟练掌握腹腔内所见的腹股沟区局部解剖学知识。

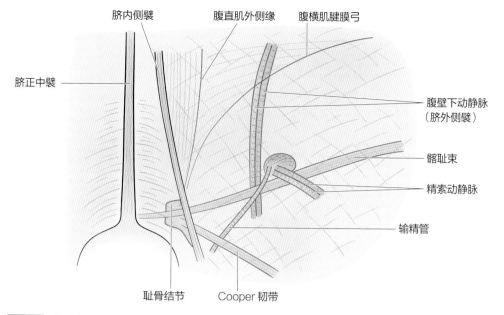

脐内侧襞　　　腹直肌外侧缘　　腹横肌腱膜弓

脐正中襞

腹壁下动静脉
（脐外侧襞）

髂耻束

精索动静脉

输精管

耻骨结节　　Cooper 韧带

图72　从脐部所见下腹壁的解剖

由脐部所见的腹腔镜视野。足侧方向有脐正中襞与两侧的脐内侧襞，其外侧是腹股沟疝及股疝的发生部位。

经腹腔腹膜前修补术（transabdominal preperitoneal approach：TAPP）在进入腹腔后，切开腹膜到达腹膜腹侧，放置一枚大的补片，将所有疝发生部位加以覆盖，包括 Hesselbach 三角（参照第 19页），包含腹股沟管内环的外侧三角及股管。

2. 腹腔镜下手术相关解剖

对于腹腔镜下手术，腹侧腹壁的解剖非常重要。脐正中襞、脐内侧襞和脐的关系对于腹腔镜的助手有着非常重要的意义。也就是说，这些解剖学的指标，是判断腹腔镜是否倾斜的指标。另外，两侧腹股沟和股部的解剖也需要铭记，这不只是针对腹腔镜下手术的技术，也是开腹手术时必须从腹腔行腹股沟疝和股疝修补术的情况下必须铭记的内容（图72）。另外，如果了解脐正中襞、脐内侧襞和肝圆韧带在脐环的相互关联，并掌握脐周围的肌膜构成的话，对于肥胖患者Hasson 穿刺器的留置也会变得容易。

从腹腔内观察肝圆韧带与脐正中襞、脐内侧襞及脐的关系，大概可以分成两种类型。即在插入 Hasson 穿刺器的开放法中，特别是针对肥胖患者，沿着脐环插入腹腔内较为容易，此时刺入脐正中襞，或刺入脐正中襞的分叉间。通过这一部分之后，碰到脐筋膜的概率与脐筋膜不存在的概率是相同的，接下来碰到的层次是腹膜（参照脐疝部分→第 104 页，**图103**）。

通过腹腔镜从腹腔内观察腹股沟区的时候，用来定位的指标包括：右脐内侧襞、腹壁下血管（也称为脐外侧襞）、精索（或子宫圆韧带）及精索血管。这些结构可以通过腹膜确定（**图72**）。构成精索的精索动静脉和输精管一旦通过腹股沟管内环进入腹腔后立即分开，沿髂动静脉的外侧和内侧走行。两管构成三角形，这个三角形中有精索动静脉、髂外动静脉、腹壁下动静脉起始部和输精管。这一部位被称为 triangle of doom（doom 三角），是剥离时必须要注意的部位（**图73**）。这一区域的操作必须严格避免损伤。

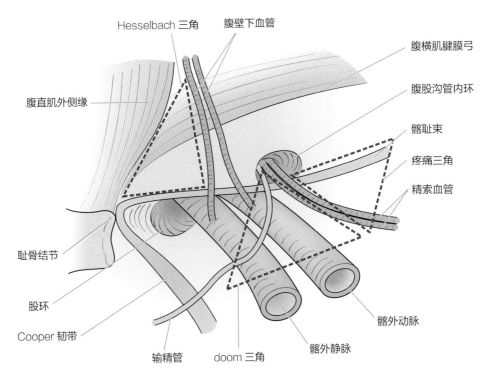

Hesselbach 三角　腹壁下血管

腹横肌腱膜弓

腹股沟管内环

髂耻束

疼痛三角

精索血管

腹直肌外侧缘

耻骨结节

股环

Cooper 韧带

输精管　doom 三角　髂外静脉

髂外动脉

图 73　右腹股沟区的解剖（腹膜已剥离）

腹腔内所见的腹股沟区解剖指标包括脐内侧襞、腹壁下血管、输精管（或子宫圆韧带）及精索血管。

　　另外，多数情况下，是否进行腹膜前脂肪组织的剥离是无法确定的，但用钳子通过触诊可以确定髂耻束和 Cooper 韧带。另外，有人指出，对腹股沟管内环的外侧和背侧不小心操作的话，易损伤生殖股神经股支和股外侧皮神经等，这是造成术后疼痛的原因，这一部分被称为 triangle of pain（疼痛三角）（**图 73**、**图 74**）。

　　剥离腹膜后可以显露腹膜腹侧的结构。在该手术中，识别 Cooper 韧带、髂耻束、腹横筋膜、腹横肌腱膜弓非常重要。Cooper 韧带与腹横肌腱膜弓在最内侧与耻骨结节会合（**图 72**、**图 73**）。

　　髂耻束是腹横筋膜的肥厚部分。既有像其别名"梦幻韧带"一样发育良好的，也有较薄无明确存在的。腹外斜肌腱膜的下缘即为腹股沟韧带形成里外一体的结构。

　　在腹股沟区和股部，如果确认腹壁下血管内侧于髂耻束腹侧的 Hesselbach 三角有凹陷的话，可以诊断为腹股沟直疝。如果凹陷发生在腹壁下血管外侧的话，就是腹股沟斜疝。如果在腹壁下血管的内侧、髂耻束的背侧、Cooper 韧带和髂外静脉所包围的股环发生凹陷的话，可以诊断为股疝（**图 73**）。

　　先确认疝的类型，接下来依次确定各个解剖结构。与之前的前入路手术相比解剖正好相反，由于被腹膜和腹膜前脂肪组织覆盖，解剖的确定较难，但为了避免术中和术后并发症，尽可能在确认解剖之后再进行手术是极其必要的。

　　最近，在腹腔镜下疝修补术中使用了腹膜下筋膜深层和浅层、愈合等名词，在此之前已经作了详细说明，但很多人并不认同作为愈合定义和体干周围筋膜构成相关解释基础的 Tobin 等及佐藤等的说明（参照基础篇→第 2 ~ 4 页）。

　　起自腹壁下动静脉有向背侧方向（闭孔）走行的动静脉支（腹壁下血管耻骨支：public branches of inferior epigastric vessels）（死亡冠：corona mortis）。由于横穿 Cooper 韧带前面，剥离这部分的时候，要十分注意（腹股沟股部的动静脉和死亡冠部分→参照第 21 页）。生殖股神经分为生殖支和股支。生殖支在腹股沟管内环处贯穿腹内斜肌，负责提睾肌的运动和阴茎、阴囊、会阴部皮肤的感觉。股支贯穿髂耻束的背侧进入股鞘，是股三角和股部头侧腹侧面的感觉神经。股外

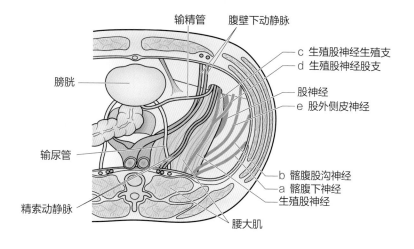

A

输精管　腹壁下动静脉

c 生殖股神经生殖支
d 生殖股神经股支

股神经
e 股外侧皮神经

膀胱

输尿管

b 髂腹股沟神经
a 髂腹下神经
生殖股神经

精索动静脉

腰大肌

A

d 生殖股神经股支
c 生殖股神经生殖支
股神经
e 股外侧皮神经

b 髂腹股沟神经

a 髂腹下神经

g 闭孔神经

f 股神经前皮支

T ⅩⅡ
L Ⅰ
L Ⅱ
L Ⅲ
L Ⅳ

B

C

图 74　**腹腔内所见的神经走行及神经分布**

在腹股沟管内环的外侧，生殖股神经股支沿髂耻束背侧走行。一旦这支神经被卷入疝补片固合器的话，
会产生股前侧疼痛，需要再次手术。

侧皮神经，走行于髂肌之上，贯穿腹股沟韧带的外侧，或通过背侧向股部走行，负责股部的足侧
及外侧的感觉（图 74A，B）。腹腔镜下手术中，在髂耻束背侧使用固合器固定补片时如将生殖
股神经股支卷入的话，会产生股部前面的疼痛，需要再次手术（图 74B、C）。

3. 手术过程

以解剖相对复杂的男性的右侧腹股沟斜疝为例进行讲述。

ⓐ 术前准备及麻醉

术前准备与通常的全麻手术相同，为了更容易地观察腹股沟床，需要进行肠道准备。手术前
一日给予缓泻药。

手术当日排便、排尿后，要确保输液通路。

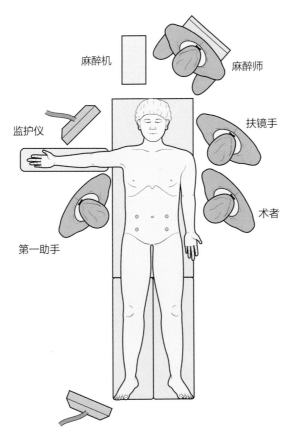

麻醉机　　　　　　麻醉师

监护仪　　　　　　扶镜手

术者

第一助手

图75 手术室的站位及体位

ⓑ 手术室准备及体位

　　术者站在患者健侧，第一助手站于患侧。扶镜手站在患者健侧偏头侧的位置。设置 1 台腹腔镜显示器在患者足侧（**图75**）。光源、气腹装置、洗手护士等配置根据使用手术室的大小、配备状况等做出适当的调整。患者采取仰卧位，15~30° 的 Trendelenburg 体位（骨盆高位），以确保良好的术野。术者一侧的患者上肢置于身体旁。

ⓒ 气腹及穿刺器（Trocar）的置入

　　患者取仰卧位，采用开放法在脐下部留置 Hasson 穿刺器（12mm）。实际上是采取沿脐下缘的纵行切开的方式，钝性剥离至腹直肌前鞘，用止血钳夹持纵行切开，再钝性贯通腹膜进入腹腔。对于肥胖患者，由于其腹壁过厚，有时 Hasson 穿刺器的插入比较困难，在此种情况下如果沿着脐环进行剥离，可以在腹壁最薄的部分进入腹腔。切开皮肤时，也有将脐部横切开的记载，如果横切开以后脐部会变成盆状，对于目前偏好纵长脐部来说，并非美容的方法。

　　创口的两侧缘采用 3-0 Vicryl 线，将筋膜与腹膜一同行 W 形缝合，提起创口。留置 Hasson 穿刺器后，将 3-0 Vicryl 线盘绕并妥善固定，以防止漏气（**图76**）。在腹腔镜下确认穿刺器已在腹腔内，以 10mmHg 压力建立气腹。导入腹腔镜探查腹腔，确定其他穿刺器预定穿刺部位无肠管等粘连。当脐部有正中切口瘢痕时，从 Monro-Richter 线外侧 1/3 处以开放法将 Hasson 穿刺器导入腹腔。

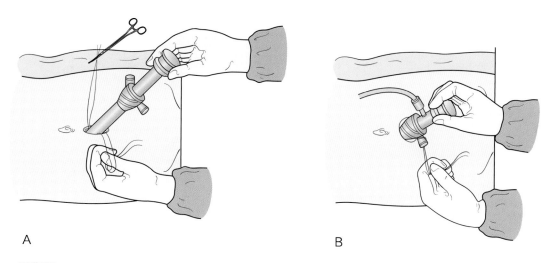

A   B

图76 **Hasson 穿刺器的置入固定**

创口的两侧缘采用 3-0 Vicryl 线行 W 形缝合，提起创口（A）。留置 Hasson 穿刺器后，将 Vicryl 线盘绕，妥善固定（B）。

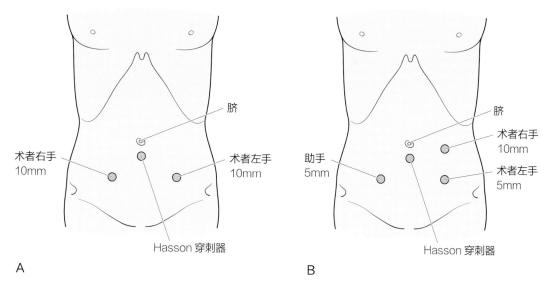

A   B

图77 **穿刺器置入位置**

通常手术采取 A。但如为复发病例及特殊病例，可采用 B：在左外侧插入 10mm 与 5mm 穿刺器，并在右侧腹置入 5mm 穿刺器以供助手使用。

    穿刺器的穿刺使用刀片行最低限度的横行切开至真皮层，使用电刀切至皮下脂肪，以止血钳行钝性分离，压迫腹膜并在腹腔镜下确认穿刺部位。笔者所在科室采用 Step 法穿刺（VersaStep™，Covidien 公司）。

    在通常的手术中，使用 3 个穿刺器就足够了（**图77A**）。但是考虑到本手术适应证限定于复发病例与特殊病例，所以共用了 4 个穿刺器（**图77B**）。用腹腔镜在腹腔内探查的同时，在脐下的锁骨中线上至腹直肌的外侧缘利用 Step 法留置穿刺器。左侧插入术者使用的 10mm 与 5mm 的两根穿刺器。而后再于右季肋部插入 5mm 穿刺器以供助手使用（**图77B**）。

A 腹股沟疝

B 股疝

C 腹壁疝

D 造口旁疝

E 骨盆壁疝

F 腹腔内疝

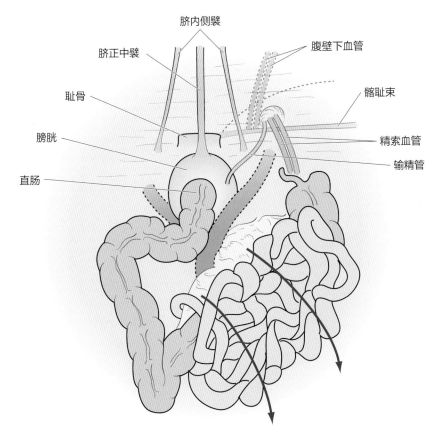

脐内侧襞

脐正中襞

腹壁下血管

耻骨

髂耻束

膀胱

精索血管

直肠

输精管

图 78 **腹腔内观察与肠管的推移**
用从脐部置入的腹腔镜在腹腔内观察，用肠钳推开肠管，扩展腹股沟与股部的空间。

ⓓ 腹腔内操作

①腹腔内的检查、解剖的确认以及疝的诊断

　　用从脐部置入的腹腔镜在腹腔内观察，用肠钳推开肠管，扩展腹股沟与股部的空间。在难以扩展的情况下可采取头低位及患侧高位，进一步将肠管推向头侧（**图 78**）。透过腹膜辨别确认脐内侧襞、腹壁下血管、髂外动静脉、精索（或子宫圆韧带）以及精索血管。腹股沟疝是腹股沟斜疝、直疝还是股疝，借助腹腔镜下观察是很容易诊断的。

②腹膜的切开与剥离（疝囊的处理）

　　疝的诊断一旦确定，使用电刀或剪刀将腹膜切开，此时，确定腹膜侧没有任何残留的感觉是很重要的。使用电刀时，有时因为腹膜收缩而造成再缝合时长度不足。

　　腹股沟斜疝的情况下（**图 79**），于腹侧稍微牵出疝囊，开始用剪刀剪开，向左右扩宽腹膜切开，即于腹膜与腹膜下筋膜深层之间进行剥离，内侧至脐内侧襞，外侧至缺损部外侧 2cm（**图 80**）。疝囊尽量在腹股沟管里，将腹膜圆环样切开（**图 81**）。这样切开的话，腹膜就会有足够的

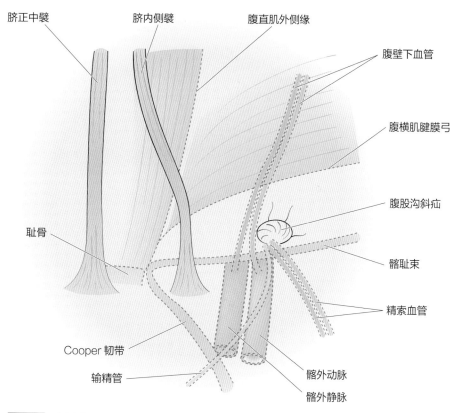

脐正中襞　　　脐内侧襞　　　腹直肌外侧缘

腹壁下血管

腹横肌腱膜弓

腹股沟斜疝

髂耻束

精索血管

耻骨

Cooper 韧带

输精管

髂外动脉

髂外静脉

图 79　右侧腹股沟斜疝的腹腔内所见

腹壁下血管与髂耻束交会处的外侧腹侧部分的腹股沟管内环可见疝囊。

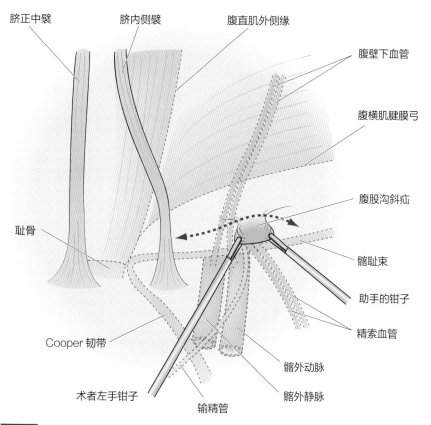

脐正中襞　　　脐内侧襞　　　腹直肌外侧缘

腹壁下血管

腹横肌腱膜弓

腹股沟斜疝

髂耻束

助手的钳子

精索血管

耻骨

Cooper 韧带

术者左手钳子

输精管

髂外动脉

髂外静脉

图 80　腹侧疝囊的切开

在腹侧稍牵出疝囊的状态下用剪刀切开，向左右扩宽切开腹膜（点线标记）。内侧至脐内侧襞，外侧至缺损部外侧 2cm。

A 腹股沟疝

B 股疝

C 腹壁疝

D 造口旁疝

E 骨盆壁疝

F 腹腔内疝

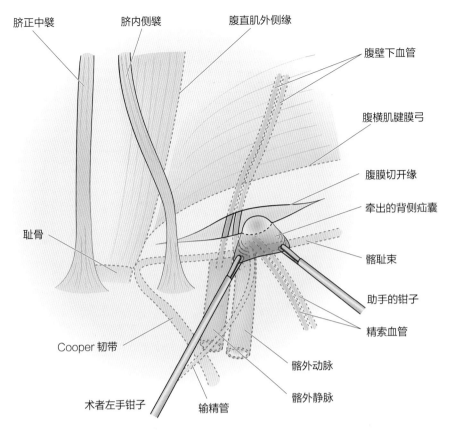

脐正中襞　　　脐内侧襞　　　腹直肌外侧缘

腹壁下血管

腹横肌腱膜弓

腹膜切开缘

牵出的背侧疝囊

髂耻束

助手的钳子

精索血管

耻骨

Cooper 韧带

术者左手钳子　　　输精管

髂外动脉

髂外静脉

图 81 **背侧疝囊的切开**

于背侧牵出疝囊并切开，疝囊尽量在腹股沟管中，将腹膜圆环样切开。

富余，之后的缝合较容易。腹壁下血管的切开是在向助手右方与术者左方牵引，形成一平面，用剪刀只切开腹膜。

疝囊的远端原则上原位放置。处理时，如上所述切开后再处理，则容易确认精索，不易将其损伤。为了使腹膜缝合较为容易，需确保腹膜充分的大小，为此有将疝囊从精索剥离后向腹腔内翻转的方法。如牵引松弛的话，疝囊易返回原来的状态，因此助手有效的牵拉是十分必要的。在疝囊翻转较困难的情况下不要强行翻转，将疝囊离断即可。

腹股沟直疝和股疝手术时，腹膜切开以同样的宽度从腹股沟管内环腹侧开始至脐内侧襞。因为疝囊易向腹腔侧翻转，通常来说，像腹股沟斜疝一样圆环样切离是没有必要的。

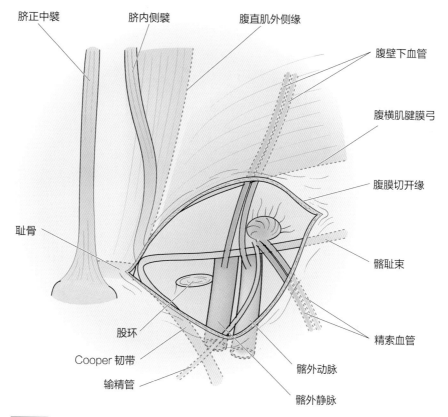

脐正中襞　　　脐内侧襞　　　腹直肌外侧缘

腹壁下血管

腹横肌腱膜弓

腹膜切开缘

髂耻束

精索血管

髂外动脉

髂外静脉

耻骨

股环

Cooper 韧带

输精管

图 82　腹膜前脂肪组织的剥离

腹膜切开完成后进行腹膜前脂肪组织的剥离直至可以确定解剖关系。在外侧需要确定于腹股沟管内环背侧走行的髂耻束。在腹侧充分显露腹横肌腱膜弓，背侧的剥离由耻骨结节开始，至外侧及背侧直至确定 Cooper 韧带。从耻骨结节外侧至腹股沟管内环的下面可以确定髂耻束。

③腹膜的进一步剥离

　　一旦完成腹膜切开，进行腹膜的剥离，直至重要的解剖结构得以确定。首先进行外侧的剥离。在外侧确定沿腹股沟管内环背侧走行的髂耻束。因为此部分的背侧有生殖股神经股支走行，使用电刀时需注意勿损伤髂腰肌筋膜。在腹侧为了使补片将缺损部充分覆盖，要将腹膜的里侧剥离，确认腹横肌腱膜弓（**图 82**）。

　　背侧的剥离，需将背侧的腹膜向腹侧牵拉。边确认腹侧的腹膜是否有足够的长度边分离。此时需充分注意不损伤精索。外侧剥离完成后，夹持内侧腹膜的切开部分压向背侧，从可以确定耻骨结节向背外侧延伸的 Cooper 韧带剥离脂肪组织。剥离过程需要始终保持钝性剥离。Cooper 韧带的背侧为膀胱，剥离时要十分注意。从耻骨结节外侧于腹股沟管内环背侧寻找可以确认内侧髂耻束（**图 82**）。

A 腹股沟疝

B 股疝

C 腹壁疝

D 造口旁疝

E 骨盆壁疝

F 腹腔内疝

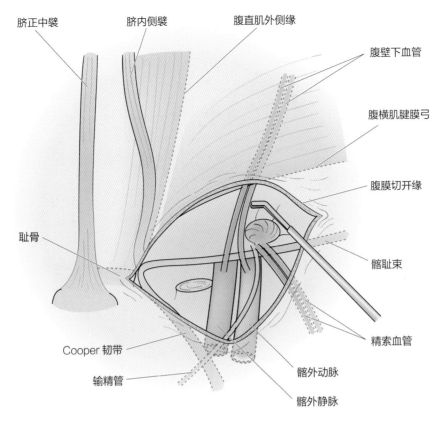

脐正中襞　　　　脐内侧襞　　　腹直肌外侧缘

腹壁下血管

腹横肌腱膜弓

腹膜切开缘

耻骨

髂耻束

精索血管

Cooper 韧带

输精管

髂外动脉

髂外静脉

图83 腹壁下血管的游离

将腹壁下血管用弯钳剥离，将补片由腹侧穿过，充分剥离上下两端。

④腹壁下血管的游离

　　腹膜剥离完成后，充分暴露腹股沟床，然后再进行腹壁下血管的游离。用弯的剥离钳将上下端充分剥离以保证补片可以穿过其腹侧。这就是腹膜下筋膜深层、浅层从腹横筋膜的游离，沿血管方向进行切离（图83）。

　　这样游离的优点：①固定补片时，腹壁下血管可以达到压迫补片的作用，使固定相对容易；②因为补片与腹横筋膜接触，此部分也容易形成坚固的纤维壁；③钉入 U 形钉时，腹壁下血管腹侧也可以钉入等。

⑤补片大小的测定

　　露出腹股沟床，游离腹壁下血管，使用测定器测定补片的大小。内侧从耻骨结节上部开始，在外侧，腹股沟直疝为 2~3cm（腹股沟斜疝时为缺损部外侧 2~3cm）进行测量，根据缺损部的位置与大小做适当的变更。此时也要测量从内侧至腹壁下血管的距离。

　　多数情况是纵向 6cm 左右，横向 11cm 左右。大一些的补片可以在固定时加以修剪，但如果补片过小，有可能需要拆除已固定的钉，所以应使用较大的补片。

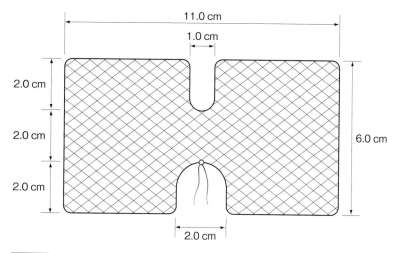

图 84 补片的制作

如图所示，事先测量后，在补片上下端修剪出凹槽部分，并将补片的四角修剪成圆形。在背侧正中缝线以标记。

⑥补片的制作

补片一般使用 PROLENE®Soft Mesh 11cm×6cm（实际尺寸 12cm×7cm），如认为大小不够时，可将 Merlex® Mesh 剪成合适的尺寸使用。测定补片的大小后，制作 PROLENE® Soft Mesh。事先测量后，在补片上下端修剪出凹槽部分，并将补片的四角修剪成圆形。另外，在 2cm 的凹槽上，使用 3-0 Prolene 的线标记以便在腹腔内能够确认（图 84）。

充分分离 Cooper 韧带、髂耻束、腹横肌腱膜弓和腹横肌腱膜后，在准确确认腹壁下血管、精索血管和输精管（或子宫圆韧带）后，制作可以充分覆盖整个腹股沟床的补片。

⑦补片的插入和展开

将制作的补片经穿刺器插入腹腔内。也可将补片卷成圆柱形，通过减径管插入。

通过患侧穿刺器插入弯剥离钳，通过腹壁下血管的内面。用钳子钳夹补片上下的一端，经穿刺器插入，进入腹腔后，将钳夹的一端交给已事先通过腹壁下血管内面的钳子。通过腹壁下血管的里面并向外牵拉，使用往左右穿刺器插入的钳子整理松弛的补片并展开。展开的时候，缺损部自不必说，同时确认覆盖了其他所有的疝发生部位。边缘要保留少许的富余，在初期需要考虑确认覆盖了耻骨结节、Cooper 韧带、髂耻束、腹横肌腱膜弓。

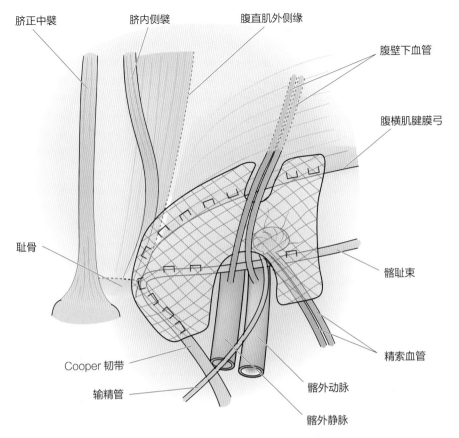

脐正中襞　　脐内侧襞　　腹直肌外侧缘

腹壁下血管

腹横肌腱膜弓

耻骨

髂耻束

Cooper 韧带

精索血管

输精管

髂外动脉

髂外静脉

图85　补片的固定（已除去腹膜）

首先将耻骨结节与 Cooper 韧带固定 3~4 针。髂耻束的内侧固定 2~3 针，外侧固定 1 针。腹直肌
下缘、腹横肌腱膜弓以及腹横筋膜固定 5~7 针。

⑧补片的固定

　　补片的固定使用 Multifire Endohernia Stapler（Covidien 公司生产）。固定从 Cooper 韧带和耻骨
结节开始。先固定于这样强韧的组织，有利于之后更方便地调整补片的松弛程度。而且，先准确
地覆盖最容易复发的内侧以及膀胱前上疝（anterior supravesical hernia）部位，之后再固定其他部
位较好。

　　将 Cooper 韧带与耻骨结节（耻骨结节与 Cooper 韧带固定 3~4 针）固定之后，髂耻束内侧固
定 1 针，外侧固定 1 针，并且固定内侧头侧（腹直肌下缘），腹横肌腱膜弓和腹横筋膜固定 5~7
针。固定时，重要的是要避免损伤包括髂外血管走行的危险三角，以及走行于腹股沟管内环外侧、
髂耻神经背侧疼痛三角的生殖股神经及股外侧皮神经（**图85**）。

　　如果补片褶皱较大的话，帕斯卡定律会起作用，有时会出现褶皱伸长致补片突出的情况。钉
合时应慎重操作，避开腹壁下血管、危险三角及疼痛三角。此外，应注意 Cooper 韧带的钉合容易
出现滑动。其他部分，向自己左手手指方向钉合较好。

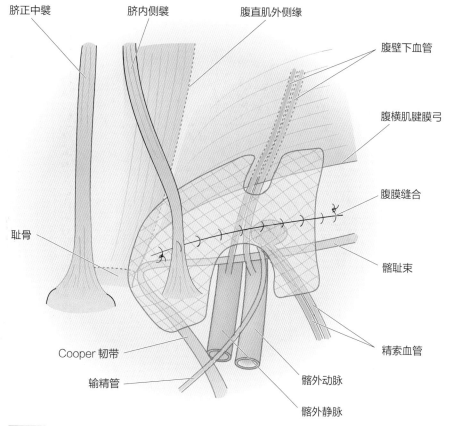

脐正中襞　　　脐内侧襞　　　腹直肌外侧缘

腹壁下血管

腹横肌腱膜弓

腹膜缝合

髂耻束

耻骨

精索血管

Cooper 韧带

输精管

髂外动脉

髂外静脉

图86　腹膜的闭合

采取连续缝合的方式闭合腹膜。

⑨腹膜的闭合

　　补片固定结束之后，确认没有出血，将切开的腹膜用 3-0 Nurolon® 线连续缝合从而闭合。如事先能预测可能的缝合距离，可先缝 1 针（stay suture）之后连续缝合。此时，降低腹腔内压的话，腹膜的张力减小，闭合变得更容易（**图 86**）。

⑩穿刺器的拔除和创口的闭合

　　再次确认腹腔内没有异常，腹腔镜监视下，拔除两侧 10mm 和头侧 5mm 穿刺器，并确认穿刺器穿刺部位没有出血。最后，缝合脐部的 Hasson 穿刺器部位，闭合创口。当然，如果考虑美容，应将 Hasson 穿刺器部位和其他穿刺部位的皮肤用 4-0 PDS-Ⅱ® 线进行埋线缝合。

A 腹股沟疝

B 股疝

C 腹壁疝

D 造口旁疝

E 骨盆壁疝

F 腹腔内疝

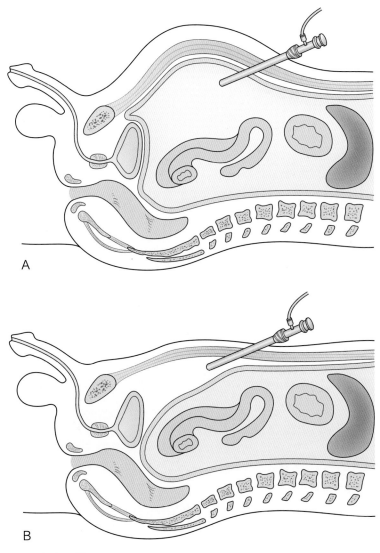

图87 TAPP 与 TEP 的腹部断面图

对于 TAPP（A），由于提高了腹腔内压，腹股沟及股部的腹壁被垂直抬高，与 TEP 相比，可在视野中形成平面的手术，也使以最小限度的腹膜剥离来治疗腹股沟斜疝、直疝以及股疝成为可能，无须联想到 Lichtenstein 法，更广泛的剥离也没有必要。

4. 讨论

在欧洲疝学会（EHS）的指南中，由于完全腹膜外修补术（TEP）使用较小补片的复发率高，推荐使用 15cm×10cm 的大补片，但如果认识不到需要根据 TEP 特殊性选择补片大小的话就会出错。由于想使用既有的补片，与 TEP 方法相同，广泛剥离髂耻束的背侧以放入大的补片的想法与 TAPP 的原则是相反的。也就是说，在 TAPP 中由于建立了气腹，腹侧腹壁抬高，广泛地展开了腹股沟部和股部（**图87**）。与之相反，在 TEP 中由于后腹膜腔的剥离，背侧展开了广泛的术野，而腹股沟部没有抬高（**图87**）。因此，不得不剥离到需要注意的危险三角与疼痛三角的外侧，这样的话，就需要使用过大的补片从髂耻束背侧展开至腹股沟部。正如前入路所明确的，应在髂耻束背侧覆盖股环。根据补片的不同，如果想覆盖股环的话，就不需要施行危险三角和疼痛三角剥离等不必要的手术。

股疝

股疝（以下简称本病）是除了腹股沟疝以外，外科医生日常治疗中常见腹壁疝的一种。而且因为大部分是不能还纳或绞窄的状态，所以需要急诊手术的情况很多。另外，本病需要评估手术中肠管的状态，必须考虑肠管切除的可能。因此，即使积累了一定的手术经验，手术前确定诊断也是十分重要的。另外，应充分理解这一部分不仅是局部解剖，还应包括很多腹部临床解剖的基础因素。

股疝的手术是切开腹股沟床即腹横筋膜，修补存在于深部的股环，因此也有必要进行腹股沟床的修补再建。

Ⅰ 诊断

腹股沟部和股部出现膨隆的情况下，鉴别其是股疝还是腹股沟疝并非那么困难。尽管如此，如果不经常有鉴别这两者的强烈意识的话，发生误判的情况还是很多的。在不能还纳和绞窄时，腹股沟疝和股疝的手术技巧的难易度是有差别的，因此术前能够鉴别非常重要。

膨隆小的情况下，患者取仰卧位，触诊患侧的髂前上棘和耻骨结节以确认腹股沟韧带，而鉴别膨隆位于腹股沟韧带的头侧还是足侧比较容易。在膨隆较大且偏向内侧的情况下，准确定正常侧的髂前上棘和耻骨结节，如果能够设想出位于其对称位置的患侧的髂前上棘和耻骨结节并勾勒出腹股沟韧带，那么鉴别就不那么困难。如果从精索的外侧和背侧能够触及耻骨结节的话，也可以成为诊断腹股沟疝的参考。CT 检查能够确认腹股沟韧带，如果在股静脉的内侧能够触及肿物，就增加了诊断的正确性。

Ⅱ 解剖

通过理解胎儿期的腹膜配置和体壁的基本图及腹壁的基本构成图，会使本病的手术变得容易。

股疝脱出的部位被称为股环，由髂耻束、Cooper 韧带和髂外静脉的内侧缘构成（**图 88**）。腹横筋膜的肥厚部分是髂耻束，而且腹横筋膜延伸至 Cooper 韧带而结束。但是从 Tobin 和佐藤的概念看，腹横筋膜在这一部位结束，与腹内筋膜的概念是矛盾的，腹横筋膜延至股管中。另外，也必须考虑到其越过 Cooper 韧带并进一步延伸的情况。原本腹横筋膜是薄弱的筋膜，这一筋膜与来自腹横肌腱膜和腹内斜肌腱膜的纤维相融合，从而使腹股沟床得到了加强。也有观点认为，腹股沟床的腹横筋膜、腹横肌腱膜和腹内斜肌腱膜的各层是可以分离的。

A 腹股沟疝

B 股疝

C 腹壁疝

D 造口旁疝

E 骨盆壁疝

F 腹腔内疝

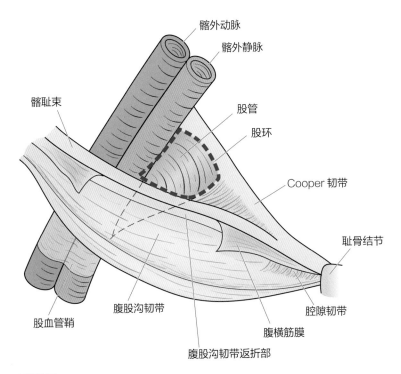

髂外动脉

髂外静脉

髂耻束

股管

股环

Cooper 韧带

耻骨结节

股血管鞘

腹股沟韧带

腹横筋膜

腹股沟韧带返折部

腔隙韧带

图 88 **股环周围的解剖**

股环是由髂耻束、Cooper 韧带和髂外静脉的内侧缘构成。

Ⅲ 手术适应证

所有股疝。

Ⅳ 手术过程

股疝多发于高龄女性，下面描述相对复杂的男性病例的手术过程。

1. 切开皮肤

假定为急诊手术的情况下，沿着腹股沟韧带，从腹股沟管内环行 5cm 以上的皮肤切开（腹股沟疝的手术过程→参照第 33 页）。

2. 皮下组织的切开法

从皮肤到无名筋膜的手术过程（腹股沟疝的手术过程→参照第 35 页）。

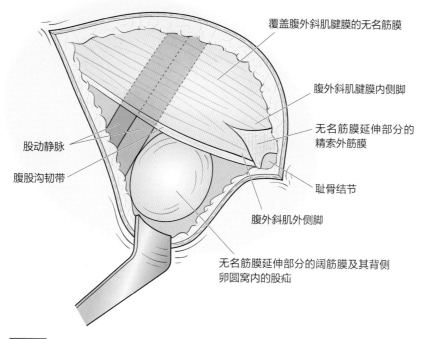

覆盖腹外斜肌腱膜的无名筋膜

腹外斜肌腱膜内侧脚

无名筋膜延伸部分的
精索外筋膜

股动静脉

耻骨结节

腹股沟韧带

腹外斜肌外侧脚

无名筋膜延伸部分的阔筋膜及其背侧
卵圆窝内的股疝

图89 **无名筋膜和阔筋膜**

从腹股沟部向卵圆窝剥离无名筋膜背侧，可以确认卵圆窝处原本被腹膜、腹膜下筋膜深层、浅层及腹横筋膜覆盖的脱出脏器。

3. 股窝的显露

朝卵圆窝方向剥离无名筋膜背侧，可以确认卵圆窝处原本被腹膜、腹膜下筋膜深层、浅层及腹膜筋膜覆盖的脱出脏器（**图89**）（为方便起见，将上述整体称为疝囊）。

4. 切开腹外斜肌腱膜

腹股沟韧带侧仅保留足够缝合的腹外斜肌腱膜，朝向腹外斜肌腱膜内侧脚和外侧脚会合的部分，充分广泛地切开腹外斜肌腱膜（腹股沟疝的手术过程→参照第36页）。

5. 精索的分离牵拉

在耻骨结节部位分离精索，置牵拉带，用钳子钳夹牵拉（腹股沟疝的手术过程→参照第40页）。

6. 确认是否合并腹股沟斜疝

确认是否合并腹股沟斜疝。

7. 切开腹股沟床

从腹股沟管内环至耻骨结节仅切开腹股沟床的腹横筋膜。应该可以看到被腹膜及腹膜下筋膜深层、浅层包裹的疝囊颈部（**图90**）。腹股沟管内环的腹壁下动静脉如果妨碍操作的话，可以将其结扎切断。

8. 股环处剥离疝囊

从髂耻束和Cooper韧带慎重地剥离疝囊。此时不进行外侧剥离，即髂外静脉侧的剥离。

A 腹股沟疝

B 股疝

C 腹壁疝

D 造口旁疝

E 骨盆壁疝

F 腹腔内疝

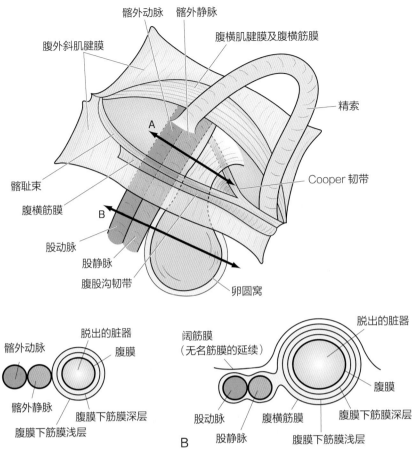

髂外动脉　髂外静脉
腹外斜肌腱膜　　　　腹横肌腱膜及腹横筋膜

精索

A

Cooper 韧带

髂耻束

腹横筋膜　　　B

股动脉
股静脉
腹股沟韧带
卵圆窝

髂外动脉　　脱出的脏器
　　　　　　腹膜
髂外静脉
腹膜下筋膜深层
腹膜下筋膜浅层

阔筋膜
（无名筋膜的延续）　　脱出的脏器
　　　　　　腹膜
股动脉
股静脉　腹横筋膜　腹膜下筋膜深层
　　　　　腹膜下筋膜浅层

A　　　　　　　B

图 90　腹股沟韧带的头侧、足侧的筋膜关系断面图
腹股沟韧带的头侧、足侧的筋膜关系在 A 和 B 中显示。

9. 腹股沟区疝囊的剥离及显露

　　于疝囊的内侧和腹侧仅切开腹膜下筋膜浅层组织，沿此筋膜从内侧背侧至外侧背侧进行剥离，之后从腹侧向背侧用同样的手法进行。通过这一操作能够在疝囊的颈部进行牵拉。腹膜下筋膜深层和浅层之间有脂肪组织存在，比较疏松。为分离牵拉使用长的大弯的前端粗钝的分离钳比较方便。在颈部通过一软橡皮导管（Nelaton）或者棉牵拉带，用止血钳夹持。

10. 开大股环

　　在肠管嵌入的情况下，通过使用大弯曲 Kelly 钳分离切开髂耻束和 Cooper 韧带成角的内侧部分的腹横筋膜，使股环变成三角形（图 91，红色标记）。有记载表明，通过上述操作可能将嵌入的疝囊拉至腹腔侧。但股疝并不是在股环处嵌顿，而是由疝囊的慢性瘢痕形成的环状狭窄造成的，因此这一操作有效的情况较少。

11. 腹股沟直疝的变化

　　向腹股沟韧带的头侧、足侧推动疝囊，确认能否充分剥离。首先，牵拉置于疝囊颈部的软橡皮导管（Nelaton），将疝囊从股环向头侧腹腔侧牵出。如果由于疝囊内的大网膜等内容物粘连，

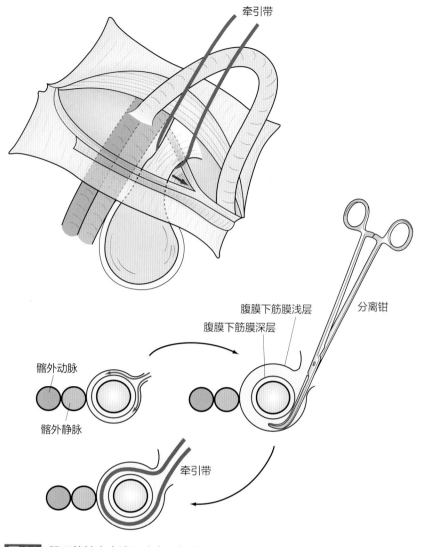

牵引带

腹膜下筋膜浅层
腹膜下筋膜深层

分离钳

髂外动脉

髂外静脉

牵引带

图 91 股环的扩大方法和疝囊颈部的分离牵拉方法

切开腹横筋膜（红色箭头），扩大股环。在疝囊的内侧和腹侧仅切开腹膜下筋膜浅层 1 层组织，沿着这一筋膜从内侧背侧至外侧背侧进行剥离，之后从腹侧至背侧用同样的手法进行剥离。通过上述操作，可以将疝囊颈部进行分离牵拉。

或疝囊本身较大使得牵出疝囊十分勉强，可在腹腔侧的疝囊颈部首先切断疝囊，或切断其内容物的大网膜，将股部疝囊向头侧方向牵出。

12. 疝囊的开放——在股窝还是在腹股沟韧带头侧进行？

可以通过向头侧按压股窝的疝囊试着进行还纳，也可以在颈部切开腹膜下筋膜深层和腹膜来确认内容物。另外，在股部剥离时，如**图 90B** 所示，从腹侧开始，腹膜（实际的疝囊）为第 5 层结构，如果掌握以上解剖，也能够打开疝囊。股疝不是因为股环造成的嵌顿和绞窄，而是疝囊的狭窄部造成的嵌顿和绞窄。因此，打开疝囊，切开狭窄部位是必要的。

13. 确认疝内容物状态

即使怀疑因为肠管绞窄而导致了肠管坏死，也不必立即切除，在血流良好的邻近肠管的浆肌

A 腹股沟疝
B 股疝
C 腹壁疝
D 造口旁疝
E 骨盆壁疝
F 腹腔内疝

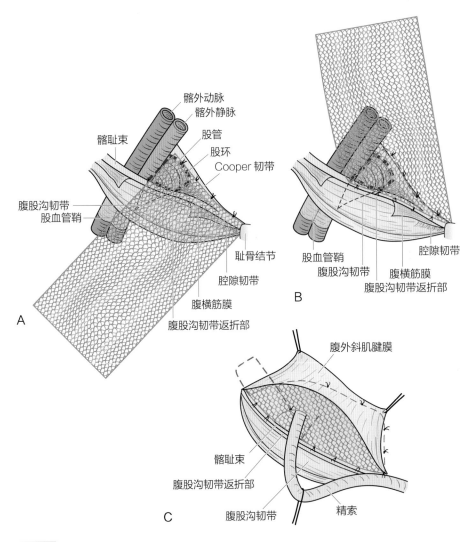

图92 无菌手术时的股疝修补术

A：补片至 Cooper 韧带的缝合。
B：将补片缝至髂耻束或腹股沟韧带返折部。
C：遵循 Lichtenstein 法的腹股沟床加强。

层缝一支持线将肠管还纳至腹腔并观察 10min，多数情况下肠管的颜色会得到超出预期的改善。在绝大多数情况下，只使用腹股沟部切口即可行肠管切除手术。

14. 疝囊的关闭

通常使用 3-0 PDS-Ⅱ 线缝合闭锁或缝扎疝囊。

15. 股环及腹股沟床的修补

股疝手术术式的基本概念在于使用补片覆盖包含股环在内的腹股沟和股部。因此，使用大小为 7.6cm×15cm 属于轻量型补片的 ETHICON 公司制造的 PROLENER soft Mesh。在操作补片的折返处时，在耻骨结节需要有 1.5cm 左右的重叠，同时需确认膀胱上疝疝环部分得到充分的覆盖，将补片缝至 Cooper 韧带上（**图92A**）。之后，将补片折返并缝至髂耻束或腹股沟韧带返折部（**图92B**）。折返的补片缝合遵循 Lichtenstein 法进行腹股沟床加强（**图92C**）。

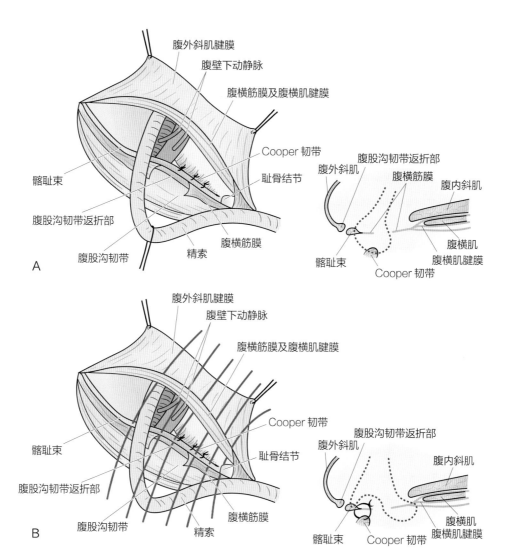

A 腹股沟疝

B 股疝

C 腹壁疝

D 造口旁疝

E 骨盆壁疝

F 腹腔内疝

图93 有菌操作时的股疝修补术

A：Ruggi 法。将 Cooper 韧带与腹股沟韧带返折部或髂耻束从内侧开始缝合。
B：之后行 anterior illopubic tract 法。

　　在有菌手术的情况下，用 Ruggi 法来闭锁股环。即使用 1–0 尼龙线把 Cooper 韧带与髂耻束或腹股沟韧带返折部从内侧的耻骨节部开始行结节缝合，以闭合股环的手术方法（**图93A**）。在修补过程中，必须注意不能造成髂外静脉狭窄甚至闭塞。可以试着将离此静脉最近的丝线收紧加以确认。第 2 个需要注意的是不要损伤死亡冠（corona mortis）。此动静脉是闭孔动静脉（obturator artery and vein）的耻骨分支之一，是与髂外动静脉之间的交通血管。无论怎样，在妨碍操作的情况下可以予以结扎切断。

旁注 不能切断腹股沟韧带

　　在股疝中，有的外科医生轻易地切断腹股沟韧带以解除嵌顿疝。腹股沟韧带与胸部的锁骨有同样的作用，一旦切断很难缝合。而且也是闭锁股环再建腹股沟床不可或缺的结构。笔者认为，在股疝手术中切断腹股沟韧带是完全没必要的。

所有的针线以 Cooper 韧带→髂耻束→腹股沟韧带的折返部顺序缝合，暂不打结，以钳子钳夹，应通过收紧缝线以确认是否造成髂外静脉的狭窄或闭塞，之后再一起结扎。

但是有报道指出，过度缝合缩小股环可以导致髂外静脉闭塞，因此必须加以注意。之后行前入路髂耻束修补术或者 Bassini 法（Bassini's repair）手术（单纯组织修补术→参照第 55 页），可以加强腹股沟床。关于至今仍有很多记载的 Moschcowitz 法（Moschcowitz's repair），在 Moschcowitz 本人的原论文中已经描述了自身的手术方式相当于 Ruggi 法 +Bassini 法，所以 Moschcowitz 法这一名称不应该使用。

16. 切口的关闭及皮肤缝合

参照腹股沟疝手术→参照第 72 页。

Ⅴ 讨论

通常，股疝占所有腹股沟疝的 2%~8%，腹股沟疝手术时漏诊的也比较多。根据术中所见诊断为股疝的病例并不少见，因此，一定要谨记术前的鉴别诊断是很重要的。

关于术式，疝修补术的原则是要以广范围的平面对抗压力，并使用人体不良反应较少的材料，从以上观点出发应选用轻量型补片（light weight mesh）。补片的大小也要能够充分覆盖股环、耻骨结节、膀胱上疝环以及外侧三角等部位。

也有报道指出，在进行污染手术时，进行术野清洗后可以使用补片。但是，大多数情况下是以抢救生命为优先考虑，因此，推荐不使用异物的非补片法。作为非补片法，采取 Ruggi 法 + 前入路髂耻束修补术是最佳的。然而，患者多为包括腹横肌腱膜在内的筋膜腱膜结构都薄弱化了的高龄患者，即使可以行 Ruggi 法修补术，多数情况下也只能将足够厚度的腹内斜肌、腹横肌、腹横肌腱膜、腹横肌膜与髂耻韧带或腹股沟韧带的返折部缝合。在 Ruggi 法中，将最外侧的缝合线收紧以检查对于股静脉的影响，之后再行结扎。

许多书对于股疝的经股部方法记载较多。但是在肠管的活力存在问题时，需采取另外切口，而且无法从股部处理疝门，因此，并不是基于临床解剖的方法。

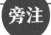 **旁注** Amyand 疝与 de Garengeot 疝

Amyand 疝是阑尾成为疝内容物的腹股沟疝，始于 1736 年 Amyand 的报道。这种病例最初是对阑尾炎进行阑尾切除。因为嵌顿的病例较多，多数需要急诊手术治疗。

另一方面，de Garengeot 疝是阑尾成为疝内容物的股疝，

最初是 1731 年由法国的外科医生 Croissant de Garengeot René-Jacques 报道的。1785 年首次由 Hevin 对股疝中的阑尾炎进行了阑尾切除术。

C 腹壁疝

对于腹壁疝的概念、定义以及分类，世界上尚无定论。自从 2012 年 6 月，欧洲疝学会（EHS）开始了关于腹壁疝的注册以来，欧洲著名的疝研究者们开始努力将腹壁疝的定义进行汇总。

I 总论

1. 腹壁的基础解剖

在说明腹壁疝病理之前，有必要了解腹壁基本的解剖结构。最基本的事项是腹前壁的肌肉组成。腹直肌在中央左右对称，腹外斜肌、腹内斜肌在腹壁表面由外向内依次排列（**图 94**）。腹壁切开时这些肌肉的走行是必须了解的基本知识（**图 95**）。例如，不能行阑尾切除相关的劈开肌肉切口或不了解的外科医生并不在少数。即在了解肌肉和腱膜走行的基础上，腹外斜肌在腱膜部，腹内斜肌和腹直肌在肌肉部分进行劈开的方法，相比在麦氏点的手术技巧是将腹外斜肌切开后，如不指向外侧就无法进行肌肉劈开，但不了解情况的也很多。

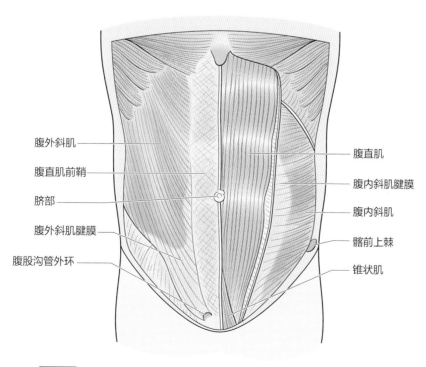

腹外斜肌
腹直肌前鞘
脐部
腹外斜肌腱膜
腹股沟管外环
腹直肌
腹内斜肌腱膜
腹内斜肌
髂前上棘
锥状肌

图 94 **腹前壁的肌肉构成**
右侧为浅部，左侧为深部。

A 腹股沟疝
B 股疝
C 腹壁疝
D 造口旁疝
E 骨盆壁疝
F 腹腔内疝

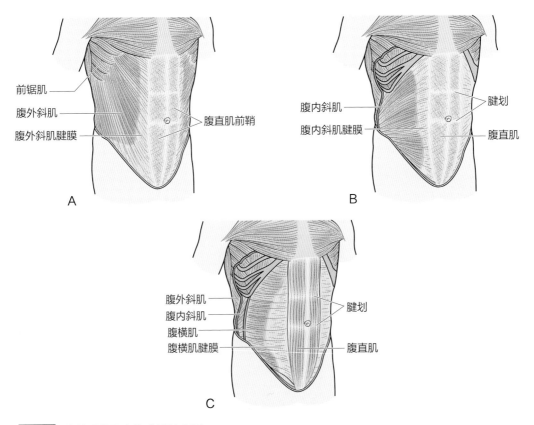

前锯肌
腹外斜肌
腹外斜肌腱膜
腹直肌前鞘

A

腹内斜肌
腹内斜肌腱膜
腱划
腹直肌

B

腹外斜肌
腹内斜肌
腹横肌
腹横肌腱膜
腱划
腹直肌

C

图95 腹前壁的肌肉构成及其走行

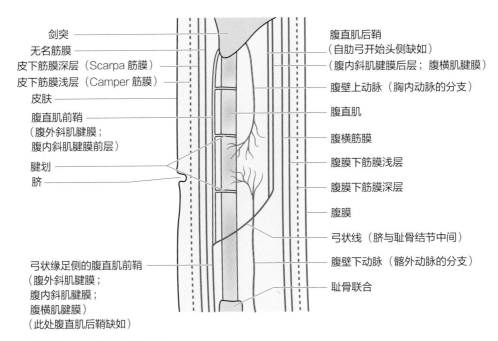

剑突
无名筋膜
皮下筋膜深层（Scarpa 筋膜）
皮下筋膜浅层（Camper 筋膜）
皮肤
腹直肌前鞘
（腹外斜肌腱膜；
腹内斜肌腱膜前层）
腱划
脐

弓状缘足侧的腹直肌前鞘
（腹外斜肌腱膜；
腹内斜肌腱膜；
腹横肌腱膜）
（此处腹直肌后鞘缺如）

腹直肌后鞘
（自肋弓开始头侧缺如）
（腹内斜肌腱膜后层；腹横肌腱膜）
腹壁上动脉（胸内动脉的分支）
腹直肌
腹横筋膜
腹膜下筋膜浅层
腹膜下筋膜深层
腹膜
弓状线（脐与耻骨结节中间）
腹壁下动脉（髂外动脉的分支）
耻骨联合

图96 腹壁的矢状断面图

　　有必要在思考腹壁疝的基础上理解基于腹壁断面图的肌肉、筋膜构成，如果不理解这些，整形外科手术操作将无法进行。"基础篇"中讲述的腹壁肌肉与筋膜构成的更加详细的图示在**图96**得以显示。在弓状线的头侧，腹直肌前鞘由腹外斜肌腱膜与腹内斜肌腱膜前层构成，腹直肌后鞘由腹内斜肌腱膜后层与腹横肌腱膜构成，掌握这些是非常必要的。另外，也要掌握在弓状线的足

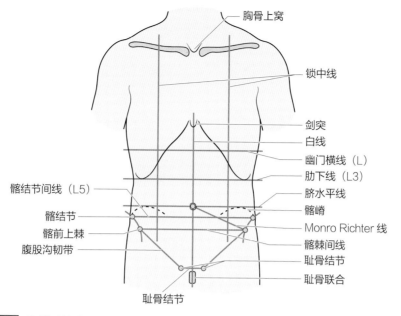

图 97 腹前壁的体表标志

幽门横线是通过颈部切迹与耻骨联合的中点位置的水平线，肋下线相当第 10 肋骨水平，髂结节线是连接两侧髂骨结节间的连线，髂棘连线是连接髂前上棘间的线。髂嵴的头侧缘连线上有脐部通过。左髂前上棘与脐部的连线叫作 Monro-Richter 线。

A 腹股沟疝

B 股疝

C 腹壁疝

D 造口旁疝

E 骨盆壁疝

F 腹腔内疝

侧，腹直肌后鞘缺如，前鞘由腹外斜肌腱膜、腹内斜肌腱膜、腹横肌腱膜共同组成。

　　另外，决定腹部位置的线和面的知识对于手术过程中位置的确定也是不可或缺的。幽门横线是位于颈部切迹与耻骨联合连线中点的线或面，相当于肾门部，为 L1 水平。肋下线相当于第 10 肋，L3 水平附近。髂结节连线是两侧髂骨结节之间的连线，相当于 L5 水平。髂棘连线是髂前上棘之间的连线（面）。这些线（面）和锁骨中线组合，可以定义腹部的不同区域。另外，髂嵴头侧缘的连线（umbilical line）上存在脐部，这点也非常重要。左髂前上棘与脐部的连线称为 Monro-Richter 线，这条线的外侧 1/3 是对于既往有正中切口病史的患者以开放法建立第一操作孔的适当位置（**图 97**）。在腹腔镜手术中，一定不要弄错髂前上棘与髂骨结节。髂前上棘的内侧和尾侧为一凹陷，因此是不易弄错的（腹股沟疝的手术技术事项→参照第 34 页，**图 30**）。

2. 定义及分类

　　腹壁是指包裹腹腔内脏器的腹部肌肉纤维组织，所谓腹外疝是指通过腹壁的缺损或者薄弱部位的腹腔内脏器或腹膜前脂肪组织的异常突出。其中腹壁疝是指除去腹股沟区域、骨盆区域和横膈部分的腹壁的疝。而且，根据原因和发生机理可分为原发（primary）和继发（secondary）。

(1) primary ventral hernia（原发疝）

　　疝的产生并非腹壁外伤，而是自出生时或后来自然发生的腹壁疝，包括以下几种：

①脐疝：脐部中心出现的原发腹壁疝。

②上腹壁疝：以脐部的头侧为中心，正中部附近出现的原发腹壁疝。

③半月线疝：Spigelian 筋膜腱膜侧的区域的原发腹壁疝。

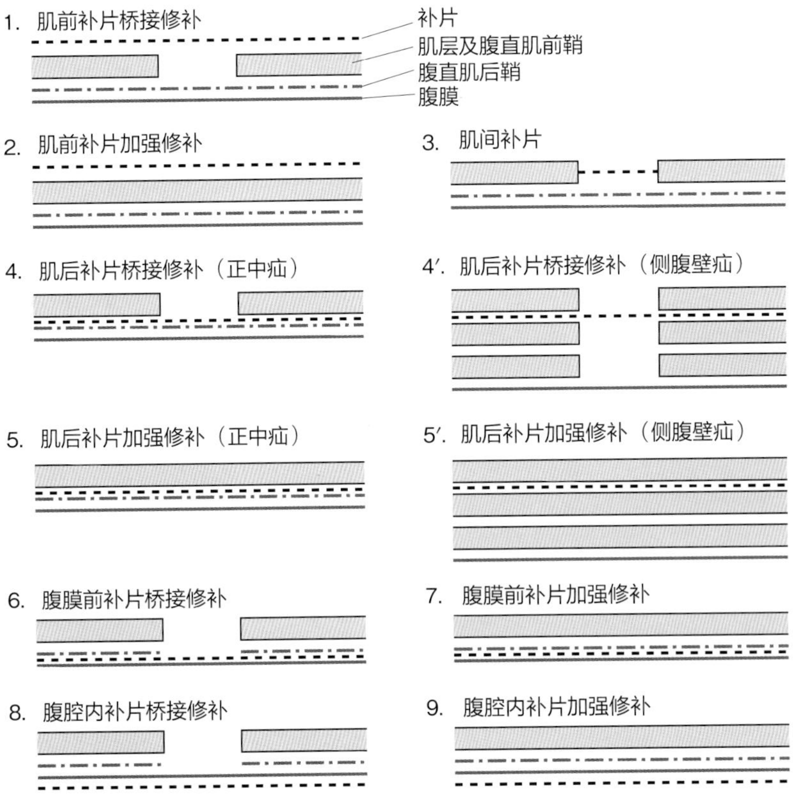

1. 肌前补片桥接修补 —— 补片
—— 肌层及腹直肌前鞘
—— 腹直肌后鞘
—— 腹膜

2. 肌前补片加强修补   3. 肌间补片

4. 肌后补片桥接修补（正中疝）   4′. 肌后补片桥接修补（侧腹壁疝）

5. 肌后补片加强修补（正中疝）   5′. 肌后补片加强修补（侧腹壁疝）

6. 腹膜前补片桥接修补   7. 腹膜前补片加强修补

8. 腹腔内补片桥接修补   9. 腹腔内补片加强修补

图 98 **腹壁疝的修补术中补片位置的定义及表现**

在补片加强修补中，疝缺损的筋膜能够闭锁。在补片桥接修补中，疝缺损的筋膜不能完全闭锁。

④腰疝：腰部的原发腹壁疝。

(2) secondary ventral hernia（继发疝）

腹壁完全性的外伤所造成的裂隙后续进展为腹壁疝，包括以下种类：

①腹壁切口疝：腹部术后进展成为腹壁疝，包括原发腹壁疝修补后的复发。

②外伤性腹壁疝：腹壁的非外科性外伤或者钝性伤后进展成为腹壁疝。

③急性术后性腹壁疝：腹壁分离造成的腹壁切口疝，分为完全（包括皮肤分离）或不完全（被正常皮肤覆盖），指术后 30 日以内发生的疝。

④造口旁疝：指通过结肠造口、回肠造口或回肠导管造口的设置部位造成的腹壁缺损处形成的腹壁切口疝。

3. 疝修补术中补片位置的定义

世界上表示补片位置的名称尚未统一，因此欧洲疝学会工作小组提出了如**图 98** 与**表 2** 所示的定义。

于是 mesh augmentation（补片加强）中，疝缺损的筋膜可以闭合。Mesh bridging（补片桥接）时疝缺损的筋膜无法完全闭锁。

4. 腹腔镜下腹壁疝修补术的基本概念

可信赖的腹腔镜下疝修补术的特征包括，对缺损部位的无张力闭合（mesh bridging），用机体

表2 补片位置的定义	
肌前	补片在腹壁肌肉与腱膜的腹侧，皮下脂肪的背侧
肌间	补片位置在疝缺损处，不要重叠，固定于缺损边缘
肌后 　内侧疝 　外侧疝	中线位的腹壁切口疝的肌后修补。补片在腹直肌的背侧、腹直肌后鞘的腹侧或者弓状线的足侧处位于腹膜的腹侧 位于外侧腹壁切口疝的肌后修补，补片在外侧的腹壁肌肉之间的平面上
腹膜前	补片在腹膜的腹侧及全部腹壁肌肉的背侧
腹腔内	补片在包含壁层腹膜在内的全部腹壁创口的背侧

相容性的腹壁修补材料来加强薄弱化的组织。此外，从穿刺器插入的补片可以减少污染和感染的机会。

但是，修补材料的开发尚不充分，虽然并发症较低，但考虑到高级别并发症发生的可能性，因此对手术方法的选择就不得不有迟疑。而且，随着腹壁切口疝的尺寸越大越复杂，这种手术的弱点也越明显。

ⓐ 患者的选择

因为原则上是腹腔内的治疗，所以以下患者不是腹腔镜下腹壁疝修补术的适应证：

①围裙样脂肪层积累的高度肥胖患者。

②疝范围过大的患者。

③瘢痕组织过硬导致无法安全进入腹腔内的患者。

④败血症病史和绞窄性肠梗阻的急腹症患者。

⑤美容学观点上希望切除剩余组织的患者，以及有必要缝合闭锁缺损的患者。

ⓑ 特殊病例

①频繁接受外科手术。

②腹壁疝嵌顿。

③"蜂窝奶酪"样的多发缺损。

ⓒ 手术室的准备

手术室的布局设计应该使术者、腹腔镜操作孔、术野以及显示器配置在同一直线上，腹腔镜操作孔应置于假想的以疝缺损为中心的圆弧上（图99）。

正确的操作孔位置对于一台安全的手术是很重要的。全部操作孔距离疝的缺损部位应10cm以上。在左侧设计操作孔时的第一个穿刺器，通常是在Monro-Richter线外侧1/3周围，通过这个部位可以充分观察腹腔内与疝的缺损部，而且另外两个穿刺器可以从腹腔内术野进行穿刺（图99A~C）。右侧的情况下则是在麦氏点周边设置第一个操作孔（图99D），穿刺器孔径要满足从任一部位都可以插入纱布，因此均为10mm。

腹腔镜通过正中操作孔进行手术时，扶镜手会干扰术者的钳子，因此一侧的操作孔最好为腹腔镜专用。但是在手术技巧上，即使有干扰，以正中间为观察孔也比较好（图100）。

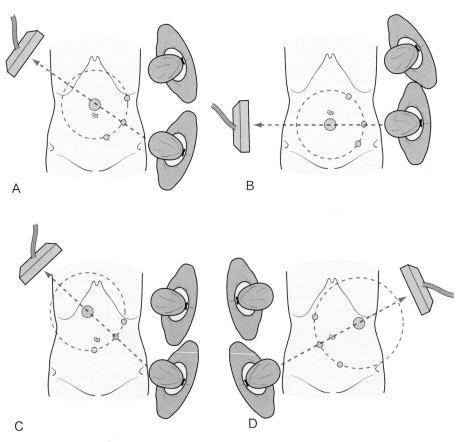

图 99　腹腔镜操作孔位置的观点

操作孔应位于以疝缺损部位为中心的假想的圆弧上。并且所有操作孔均应距离疝缺损部位 10cm 以上。

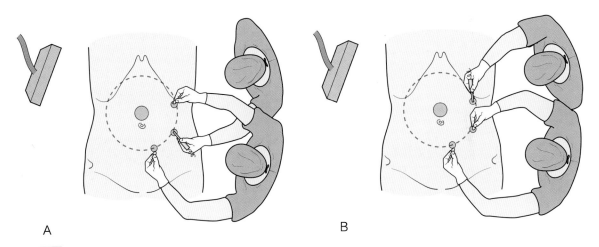

图 100　操作孔干扰

如果腹腔镜插入正中操作孔进行手术，扶镜手会干扰术者的钳子（A），因此使用一侧的操作孔为佳。但在手术技巧上，有时即使有干扰，腹腔镜使用正中操作孔仍为最佳选择。

　　最适合的操作孔设定在气腹后腹部变成均匀圆柱状的患者上，手术比较容易（**图 101A**）。但在较瘦患者的大型疝的情况下就会比较难。主要是因为在这样的患者气腹后腹部会变为圆锥状。在圆锥状的腹部外侧操作孔并不适应手术时器械的充分活动（**图 101B**）。出于同样的理由，操作孔位置不应该离正中太远（**图 101C**）。

A 腹股沟疝

B 股疝

C 腹壁疝

D 造口旁疝

E 骨盆壁疝

F 腹腔内疝

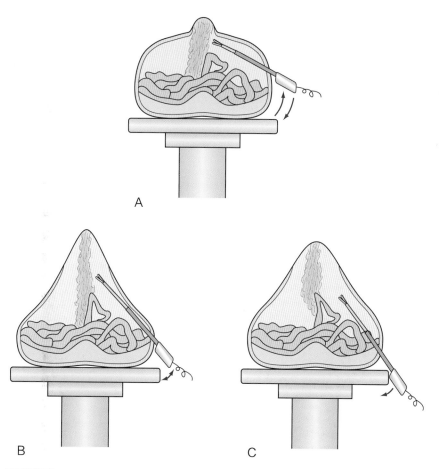

图 101 最合适的操作孔设定

在气腹后，腹部变成均匀圆柱状的患者，手术比较容易（A）。但是，在变成"圆锥状"的病例中，手术相对困难，钳子操作的幅度会变狭窄（B）。操作孔位置距离正中过远也会成为问题（C）。

d 手术过程

①操作孔位置的思考

在手术台上，患者取仰卧位，靠术者一侧的上肢内收。在外侧疝时，取对侧为术者的位置。在正中疝的情况下，取左侧为术者的位置。显示器在术者对面的位置，与术者的视线角度平行。扶镜手在术者的头侧，器械护士位于患者足侧。原则上，Hasson 套管如果从左侧插入，一般取 Monro–Richter line 线外侧 1/3 的周围，距离疝至少 10cm。观察腹腔，设置另外 2 个操作孔（**图 99**）。操作孔之间距离 3cm 以上，距离疝边缘 3～5cm。

②疝内容物的还纳

进行疝内容物的还纳和粘连的剥离。疝囊如包含网膜或与前腹壁粘连，这一剥离遵循"从腹侧压，从背侧牵拉"的原则。如果疝内容物残留，术后会形成包块造成患者的不适感。肠管为疝内容物的情况约占 1/3，应当认识到即使不能看到肠管，也常常有肠管的可能性，所以需仔细操作，避免损伤肠管。肠管从疝囊的剥离，可以通过从外侧压迫来进行辅助，从疝囊内也能够向腹腔内牵拉。如果有严重肠管粘连和损伤，应中转开腹。手术结束时确认几乎没有副损伤发生，即使有少量的肠液漏出也应该中转开腹而加以确认。

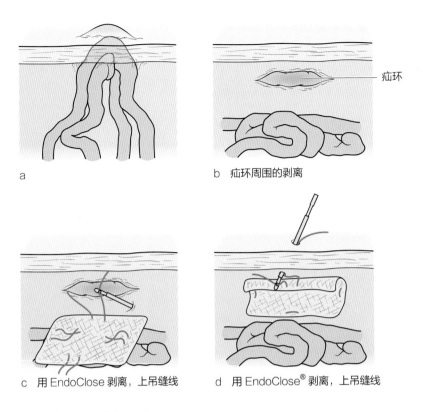

a

b　疝环周围的剥离

　　疝环

c　用 EndoClose 剥离，上吊缝线

d　用 EndoClose® 剥离，上吊缝线

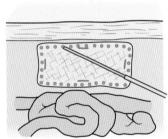

e　用固定器固定补片

图 102　**用补片行疝门的闭锁**

剥离疝环周围，还纳内容物。以疝环为中心用缝合线上吊补片，之后用固定器充分紧密地固定于腹壁。

　　在因炎症变硬的腹腔内肠管与疝囊致密粘连，或疝囊较大的情况下，应中转开腹较好。

③疝环周围的剥离

　　在疝环周围的腹壁，应剥离距疝环边缘至少 5cm 范围内的所有粘连。必须中转开腹的因素，与上述②的情况相同。完成这一操作，疝环就变得明确了（**图 102a、b**）。

④补片的插入和固定

　　术中测定疝环的大小以决定补片的大小。将固定器插入到腹腔内。使用 EndoClose®，以疝环为中心用缝线向上吊补片，用固定器充分紧密地固定于腹壁。补片比较多的情况下，可用数根缝线固定，使之后的固定容易进行（**图 102c、d**）。距疝环边缘 3~5cm 的距离固定补片。

为了能够耐受来自腹腔内的张力，应进行充分均等的固定。各种固定钉间的距离应充分紧密，使补片和腹壁间没有脏器进入的余地（图102e）。

5. 讨论

阅读与腹壁疝相关的许多论文时一定要注意的是与新材料相关的论文。首先是论文中的术后随访时间，其中也有随访时间为数个月的论文。术后随访时间短的论文，其自身价值下降，即使报道了短时间的复发率也没有什么意义。见过许多使用新材料结果是有效的论文，但是须取得患者的充分知情同意。思考作为医疗用品被采用的物品，是因为新材料，还是因为外科医生的自由选择。

接下来的问题是并发症。并发症发生率成为问题的情况有很多，目前使用 Clavien-Dindo 分类对并发症进行分级。许多新材料，基于这一分类评价并发症。不能认为由腹腔内操作引起的并发症与腹腔镜下腹股沟疝相同，主要是因为腹壁疝，在与开腹手术切口相同的部位切开或者放置异物，因此和开腹术一样存在着脏器粘连的问题。特别需要注意的是有报告指出，在异物即新材料置入腹腔内的情况下会出现高级别的并发症。有时也有不得已使肠管和补片互相接触的情况出现，但应尽量避免。因此想到了将补片置于肌后的次佳方法。

此外，使用补片后，在由于腹腔内病变有必要开腹的情况下，关于进腹入路及补片的处理方法，目前完全无报道或讨论。

作为以腹腔镜下手术适应证为中心的观点，对于小的腹壁疝，腹腔镜的手术比较容易，但应该讨论在腹腔内使用补片的妥当性。也就是说，有必要扪心自问是否是从外科医生自己意志出发施行手术，或由于制造商的推荐而轻易地决定腹壁疝的治疗方针。因此，希望再次扪心自问这一方法对于患者是否真正是最好的方法，并在充分讨论、调查之后再决定。另外，希望从 EHS 的登录数据中推导出高水平循证医学证据的结论。

II 脐疝

许多的脐疝患者即使注意到了脐部的膨隆，大多数患者直到出现疼痛等症状才到医疗机构就诊。而且许多医生不了解脐疝嵌顿、绞窄相关的并发症或高死亡率的知识，直到发生严重的症状才劝患者进行治疗。与大小和有无内容物无关，嵌顿和绞窄的危险性是经常存在的，因此即使有其他并发症，也应该进行手术。

脐疝尽管只占成人全部腹壁疝的 6%，却没有取得最适合的修补技术相关意见的一致。关于术式、一次缝合（或称为 Mayo 修补术）、开放补片修补术，以及腹腔镜下手术等各种各样的外科手术都在脐疝治疗中使用。

1. 发育及解剖

胎儿期 15～16 周期间，闭塞的脐尿管和卵黄管退化。出生时，脐动脉和脐静脉也退化，脐环同时出现瘢痕收缩。闭塞的脐静脉（肝圆韧带）通常附着于脐环的下缘，沿着脐环残留着脐尿管（脐正中襞）的残余和 2 个闭塞的脐动脉（脐内侧襞）（图103）。这些结构位于脐环的足侧半部分，与脐尿管和肝圆韧带的残余一起起到保护此部免受腹腔内压力变化影响的作用。肝圆韧带横过脐环，一部分覆盖脐环，因此可以防御脐疝的形成。肝圆韧带不横过脐环，而是在脐环头侧边缘分开附着的病例，有潜在的薄弱性（图103B 的 ii、iii）。脐的一部分没有被覆的腱膜，作为腹横筋膜一部分的脐筋膜覆盖的情况下（图103C 的 d），或者只有部分脐环被覆盖的情况下（图103C 的 b、c），脐环不能得到保护，无法耐受腹腔内压的变化，导致疝的形成。

脐周围的脉管，形成了双重的脐周围动脉环，存在于表层的动脉网位于脐瘢痕附近，由来自腹直肌前鞘具有高度吻合的动脉支所形成。沿着脐纤维环的深部的动脉环，由腹壁下动脉的 2 根

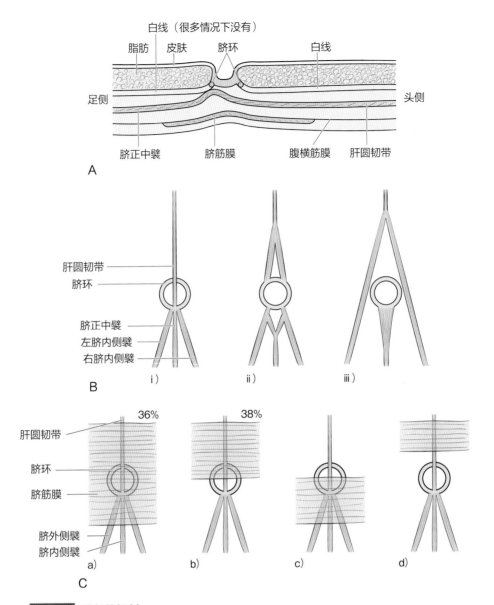

白线（很多情况下没有）

脂肪　皮肤　脐环　　　白线

足侧　　　　　　　　　　　　　　　　　　头侧

脐正中襞　　脐筋膜　　　腹横筋膜　肝圆韧带

A

肝圆韧带
脐环

脐正中襞
左脐内侧襞
右脐内侧襞

i)　　　　ii)　　　　iii)

B

36%　　　　38%

肝圆韧带

脐环

脐筋膜

脐外侧襞
脐内侧襞

a)　　　b)　　　c)　　　d)

C

图 103　脐部的解剖

肝圆韧带通常附着于脐环的下缘。沿着脐环有脐正中襞和 2 个脐内侧襞。这些结构位于脐口的足侧半部分，和肝圆韧带一起保护此部分免受腹腔内压变化的影响。肝圆韧带横过脐环，一部分覆盖于脐环，从而防御疝的形成。根据肝圆韧带和脐筋膜的形态，会在脐口产生潜在的薄弱性。

上行支形成。这个动脉环与沿着肝圆韧带走行的动脉网互相联络，向深部扩展（**图 104**）。因为脐接受来自表层动脉环以及深部动脉环的分支，即使从背侧层次游离出来或在与纤维环联络的情况下从周围切断分离也很少出现坏死。在皮肤切开方法中，特别是在儿童的手术中，有记载认为脐下切口难以导致皮肤的坏死，但其依据不充分。另外也有记录显示，在脐的血流中腹壁下浅动脉（SIEA）发挥着重要作用。

在最近的腹腔镜下手术中，有必要了解利用脐插入 Hasson 管和单孔腹腔镜手术器械的情况下，这一操作是形成脐的腹壁瘢痕疝的原因。

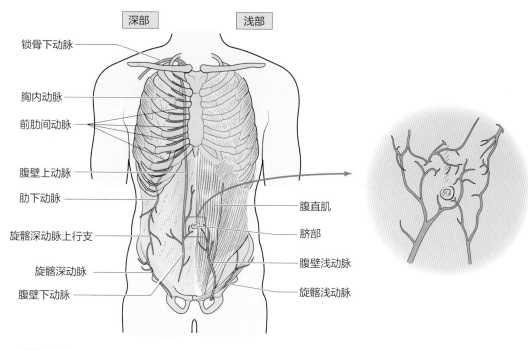

深部　浅部

锁骨下动脉
胸内动脉
前肋间动脉
腹壁上动脉
肋下动脉
旋髂深动脉上行支
旋髂深动脉
腹壁下动脉

腹直肌
脐部
腹壁浅动脉
旋髂浅动脉

图 104 脐周围的脉管构成

脐周围的脉管形成双重的脐周围动脉环。位于表层的动脉网邻近脐瘢痕，由来自于腹直肌前鞘具有高度吻合的动脉支形成。

2. 定义及诊断

脐疝这一名称的概念尚未确立，定义也是多种多样，把有关脐的所有疝作为脐疝来对待的观点在临床上也是最常用的。在 EHS 中脐疝的定义是存在于以脐部为中心的原发腹壁疝，包含了所有脐旁疝的定义。也就是说，不谈及发生理论，以部位定义脐疝。

关于诊断，与有多发倾向的脐旁疝或者白线疝的鉴别对手术方法也是重要的。

3. 手术方法的证据

作为手术方法不得不考虑的是：①治疗使用缝合好还是必须使用补片；②是否有必要用疝环的大小加以区别；③使用补片时应该放置在哪一层；④如何固定补片；⑤在腹腔内放置补片的优缺点，等等。

相比缝合推荐使用补片的相关论文中，Arroyo 的论文被作为关键论文，使用聚酯缝合。这种缝线与聚丙烯相比抗张力较差，在现在的重要论文中是不能使用的。有的论文将疝环的大小用 2、3cm 区分并谈及治疗方法，但没有记载原因。有关小的脐疝是否适合施行腹腔镜下手术，在腹腔镜下的腹膜前疝修补术中，腹膜切开创口较大，是肠管和大网膜粘连的原因，无法与开放法相比。对于以上情况必须有清楚的认识。

A 腹股沟疝
B 股疝
C 腹壁疝
D 造口旁疝
E 骨盆壁疝
F 腹腔内疝

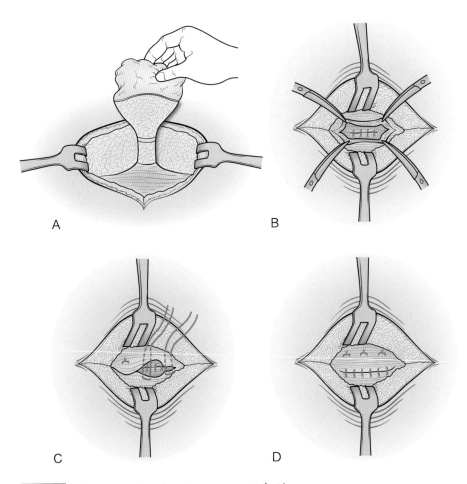

A

B

C

D

图105 Mayo overlap（vest over pants）法

行横向椭圆形的切开，切开皮下组织显露疝囊（A），闭合腹膜后（B），将腱膜下缘缝于上部的背侧
（C），然后将上缘缝于下部（D）。

4.手术方法

ⓐ Mayo overlap（vest over pants）法

　　Mayo 于 1901 年详细报道了本方法，在游离疝环后闭合腹膜，然后游离头侧与足侧的腹直肌腱膜，在上部背侧缝合下部边缘，此后在下部腹侧缝合上部断端，如同把背心盖在裤子上，故称为"vest over pants"。

　　横向的椭圆形切口在脐和疝的周围进行。在距离疝囊颈部 3.0cm 范围内，将腹膜结构表面的四周进行仔细剥离。将覆盖疝的纤维性及腹膜的叠层覆盖组织于疝颈部进行全周性分离，显露疝内容物，切断粘连并还纳组织。若内容物为大网膜，结扎后将其整个从疝囊中剥离（**图105A**）。

　　将腹膜从两个腱膜边的背侧游离，用可吸收线进行缝合闭锁（**图105B**）。

　　从距离上部边缘 3~4cm 的部位开始，进行褥式缝合。这一环形缝合加固了下部的上缘，为缝合提供了足够的牵引力。然后，使全部的下部腹膜滑向在上方肌肉腱膜与腹膜形成的空间，完成褥式缝合（**图105C**）。

　　上边的边缘缝于下方的筋膜表面，并常规缝合皮肤切口（**图105D**）。

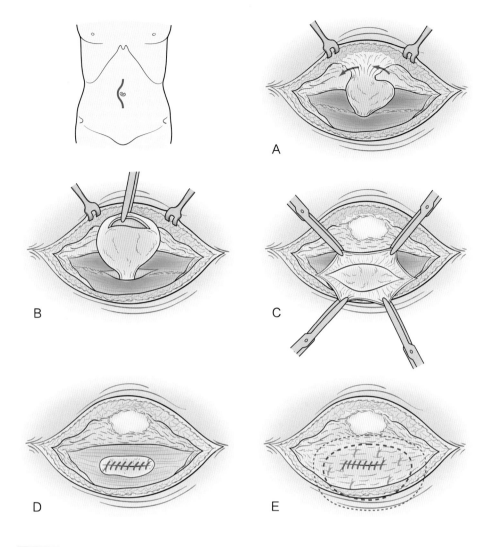

图 106 使用补片的修补法

将皮下组织从疝囊剥离（B）。开放疝囊，将内容物还纳入腹腔（C）。切除多余的疝囊，闭锁腹膜（D）。从腹直肌后鞘剥离腹膜前脂肪及腹膜，分离出插入补片的空间（D）。聚丙烯补片至少应比疝囊颈部大3cm，将其插入腹膜前腔，之后用聚丙烯缝线缝合固定（E）。

ⓑ 使用补片的修补术

　　回到原则上来，作为腹壁切口疝修补术的标准术式，将补片置入肌肉后方的 Rives-Stoppa 法为基准的方法在目前被认为是最好的方法。应对以下结论进行探讨，如：缝合线与固定线使用聚丙烯材料；在创口新鲜化的基础上进行的一次缝合（primary suture）可以应用于小的（3cm 以下）脐疝等；对于 3cm 以上的情况，使用补片可以将复发率由 11% 降至 1%。

　　为了保留脐部并防止皮肤坏死，可以使用脐右侧或左侧的绕脐曲线切口（图 106A）。将皮下组织从疝囊分离，一直剥离至疝囊颈部（图 106B）。使用 Aillis 钳提起皮肤进行剥离会使分离比较容易。疝囊颈部的筋膜至少去除 3cm 范围内的脂肪。开放疝囊，如果疝内容物具有活性，可以将其还纳至腹腔内。如果大网膜与疝囊粘连，结扎切断后还纳。如果存在肠管并发生损伤，适度扩大疝环后进行肠管的切除与吻合。

　　将多余的疝囊切除，对余下的腹膜缺损采取连续缝合的方式闭锁（图 106D）。从腹直肌后鞘的深层剥离腹膜前脂肪和腹膜，分离出补片插入的腔隙（图 106D）。

A 腹股沟疝

B 股疝

C 腹壁疝

D 造口旁疝

E 骨盆壁疝

F 腹腔内疝

聚丙烯补片至少比疝颈部大 3cm，将其插入腹膜前间隙并缝合固定（**图 106E**）。但是疝颈部有张力而无法缝合，进一步需要大 3cm 以上时，推荐使用补片重叠 5cm 以上。腱膜行结节缝合闭锁。采用 4-0 PDS-II 线行埋线缝合皮肤。

ⓒ 腹腔镜下手术

考虑以上几点，腹腔镜下脐疝手术的优点并不明显（腹壁疝总论→参照第 103 页）。

5. 讨论

Mayo overlap 法在 1895 年由 Mayo 首次施行，Mayo 于 1901 年又进行了更详细的报道。而且随着经验的积累，到 20 世纪中叶已成为标准的术式。而且即使是现在本方法在美国也被作为标准术式，采用这种方法的外科医生也不在少数。

但是，1964 年 Farris 的论文报道本方法在闭合创口时采取水平方向缝合的根据不足，而双重缝合也未改善其强度，因此本方法失去了理论依据。此外，许多研究表明，本方法的复发率高达 10%~40%，因此进入了反省期。

关于脐的切除，目前认为，对于脐的形成，如果其表面皮肤没有分泌物和感染的话是没有切除必要的。但是如果存在分泌物与感染，切除皮肤时虽然可以行脐再成型，但有报告称会使复发率上升。因此，术前应向患者对切除脐后不再成型的情况进行说明。

如上所述，Mayo overlap 法进入了反省期，现阶段脐疝治疗的金标准与腹股沟疝相同，为使用假体补片的无张力法。目前在并不是很大的脐疝中，应使用 Rives-Stoppa 法的肌肉后方的补片置入。开放腹腔内法、腹腔镜腹膜前法，还有腹腔镜下腹腔内法，无论哪种方法都存在着肠管粘连等高级别的并发症，所以仅在其他方法不能处理的情况下使用。

Ⅲ 上腹壁疝（白线疝：epigastric hernia）

上腹壁疝定义为中心位于脐头侧，近正中部发生的原发腹壁疝。因其通过白线于正中部膨隆，也称为白线疝。

1. 症状及体征

后天性的病例常表现为特异的发病状态。表现为突然的心窝部疼痛，查体多可触及心窝正中部柔软的包块。上腹壁疝约 20% 为多发，80% 恰好偏离了正中位置。筋膜直径约在数毫米至数厘米之间。小的疝大部分只包含腹膜前脂肪组织难以嵌顿，即使是较大的疝也很少出现嵌顿与绞窄。
超声检查、CT 检查可以检出小的疝环，疝内容物多为筋膜下脂肪与脱出的腹膜。

2. 病因

上腹壁疝的原因之前认为多为先天性缺损，但目前被认为也可以是后天性病变。

Askar 强调了上腹壁疝只在腱膜为单一正中交叉类型的情况下发生。Korenkov 等为了检验 Askar 关于在白线不同层面交叉的理论，利用 93 具尸体进行了生物力学的组织学研究，但是他们未能证明 Askar 的分类。他们根据发现的纤维的厚度提出将白线分为新的 3 种类型，即薄弱型、中间型、致密型，只有薄弱型才是上腹壁疝的原因。Axer 等也未能证明 Askar 的理论，但他们提出了以三维角度构建的胶原纤维网状构造新模型（**图 107**）。此研究重点关注腹直肌鞘纤维。关于腹壁机能解剖，腹直肌鞘具有复杂构造，这些结构是非常重要的发现。

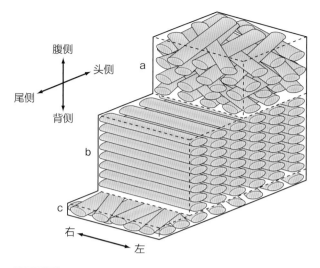

图 107 白线纤维方向的构造模型

3 个明显的不同区域。即斜纤维层（a）、横断纤维层（b）、不规则纤
维层（c）。

3. 手术方法

　　本病直到 20 世纪前叶一直被认为因为白线缺损边缘部易收紧，嵌顿与绞窄的危险性比较高，早期手术治疗是十分必要的。但实际上，这些疝因大部分只由腹膜前脂肪组织形成，而且通常情况下不含有疝囊，嵌顿、绞窄的可能性较小。

　　小的疝可新鲜化之后缝合。如果存在疝囊，将其翻转后进行修补术。使用补片的修补法（脐疝事项，参照 107 页）相对来说是更为推荐的方法。另外，应该注意作为复发原因之一的多发病变。

Ⅳ Spigelian hernia（半月线疝）

　　1645 年，比利时的解剖学者 Adriaan van den Spiegel（Adrianus Spigelius）首次对现在熟知的 Spigelian line 使用半月线（semilunar line of spiegel）这一名称。1764 年，Klinkosh 首次记载了由于半月线缺损引起的这种疝，并使用了 Spigelian hernia 这一名称。Spigelian hernia 因为无典型表现，亦无持续症状及临床表现，故诊断上很困难。

A 腹股沟疝
B 股疝
C 腹壁疝
D 造口旁疝
E 骨盆壁疝
F 腹腔内疝

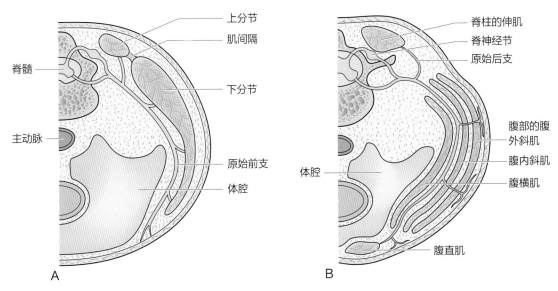

图 108 第 5、7 周胚胎的胸部横断图

A：第 5 周胚胎的胸部横断图。

B：第 7 周胚胎与 A 相同部位的胸部横断图。

1. 病因

  Zimmerman 等进行广泛的腹部解剖学剥离后发现了弓状线头侧腱膜的缺损原因是腹横肌与腹内斜肌肌层的薄弱，尤其在肥胖患者中多见。

  作为 Spigelian hernia 诱发因素的腱膜缺损，其病因被认为多为腹腔内压的增加以及腹壁的劣化。病因主要包括胶原代谢紊乱、年龄增加和体重减轻、病理性肥胖、多次妊娠、前列腺肥大、慢性呼吸系统疾病、外伤等因素。

2. 发育学的病因

  体壁的肌肉组织，至胚胎 5 周结束时，由于肌板细胞的游走形成了背侧的小部分即上分节和腹侧的大部分即下分节（图 108A）。下分节进一步分化为胸部与腹部的层状筋肉形态，进入腹侧的筋肉形成腹直肌和胸骨肌。因此，下分节的外侧部分成为腹外斜肌、腹内斜肌及腹横肌的起源。其中腹侧部分形成了腹直肌（图 108B）。这些肌肉从同一起源发生，下分节保持了腱膜与筋膜的连续性。而且间质中发达的肌肉与腱膜在此过程中得到了进入的筋膜，但其中产生了薄弱的部分。在下分节的外侧与腹侧部分之间的薄弱部分产生的疝，称为 Spigelian hernia。

3. 外科解剖

  腹壁背侧的基本解剖图如图 109 所示。图中除去了腹外斜肌、腹内斜肌及腹直肌。以弓状线为界，头侧存在腹直肌后鞘。比较脐头侧部与弓状线足侧部的腹壁断面图，各个肌肉均被两层腱膜包覆。腱膜纤维愈合成为一层薄片，形成腹直肌鞘。在弓状线足侧的断面图，腹直肌背侧只由腹横筋膜直接支撑（图 110）。

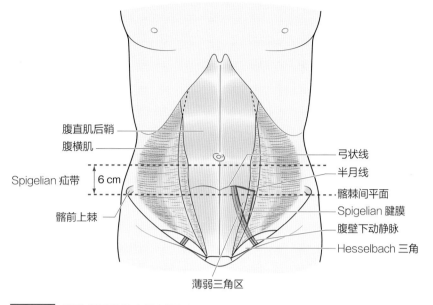

图 109 **腹壁背侧的基本解剖图**（除去了腹外斜肌、腹内斜肌、腹直肌）

以弓状线为界，头侧存在腹直肌后鞘。Spigelian 腱膜是指外侧为半月线，内侧为腹直肌外
缘之间的区域。

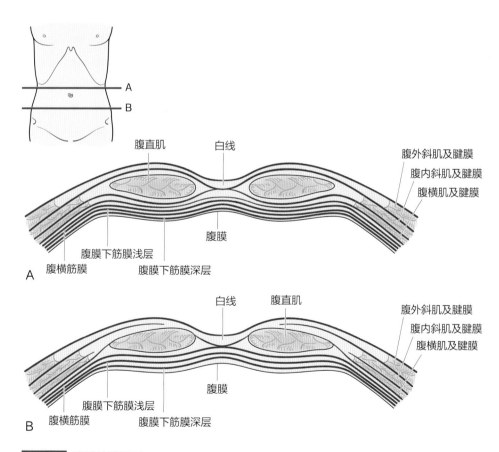

图 110 **腹壁的横断图**

腹直肌背侧由腹横筋膜直接支撑（B）。

A：脐头侧部的断面图。

B：弓状线足侧的断面图。

A 腹股沟疝

B 股疝

C 腹壁疝

D 造口旁疝

E 骨盆壁疝

F 腹腔内疝

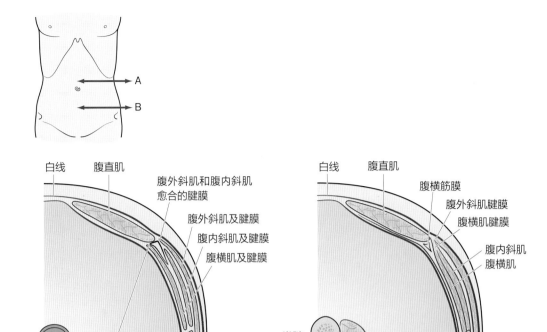

图 111 CT 检查中脐头侧断面图（A）和弓状缘足侧的断面图（B）

A：腹直肌前鞘是由腹外斜肌腱膜两鞘和腹内斜肌腱膜前鞘愈合而成的。腹直肌后鞘由腹内斜肌腱膜后鞘和腹横肌腱膜两鞘愈合而成。

B：腹直肌前鞘是由腹外斜肌腱膜、腹内斜肌腱膜、腹横肌腱膜愈合而成的。腹直肌后鞘由腹横筋膜和腹膜外结缔组织形成。

比较 CT 检查中腹壁断面图的脐头侧和弓状线的足侧会发现，在脐部头侧，腹直肌前鞘由腹外斜肌腱膜两鞘和腹内斜肌腱膜前鞘愈合而成，腹直肌后鞘由腹内斜肌腱膜后鞘和腹横肌腱膜两鞘愈合而成。在弓状线足侧，腹直肌前鞘由腹外斜肌腱膜、腹内斜肌腱膜、腹横肌腱膜愈合形成，腹直肌后鞘由腹横筋膜和腹膜外结缔组织形成（**图 111**）。

Spigelian hernia 通过 Spigelian 腱膜的缺损处突出。Spigelian 腱膜定义为由半月线为外侧界限和腹直肌的外缘为内侧界限形成的腹横肌腱膜（**图 109**）。凸面的半月线是由腹横肌的腱膜部分向肌肉部分移行部位形成的。在上腹壁肌肉腱膜移行部分位于腹直肌的背侧。因此，Spigelian 腱膜与这一区域无法确定。在脐附近，腹内斜肌和腹横肌的腱膜呈直角交叉，形成了强韧的区域。因此，这一部位 Spigelian hernia 的发生率非常低。

Spigelian hernia 基本上（90% 以上）发生于所谓的 Spigelian 疝带，即位于髂前上棘连线（髂嵴线：interspinal line）向头侧 6cm 的横向区域所在的部分（**图 109**）。这一区域中，Spigelian 腱膜较头侧和足侧更宽阔。最大薄弱点之一是半月线和弓状线的交叉点。弓状线是腹直肌后鞘的足侧缘的标志，且见于脐足侧区域。腹壁下血管在大多数病例中从这部分或这一边缘附近进入腹直肌鞘内。

有论文表明大多数 Spigelian hernia 是位于腹壁下血管头侧的 Spigelian 腱膜，特别是半月线的外侧、弓状缘的头侧，还有腹壁下血管的尾侧围成的"薄弱三角区"中（**图 109**）。这一论点与

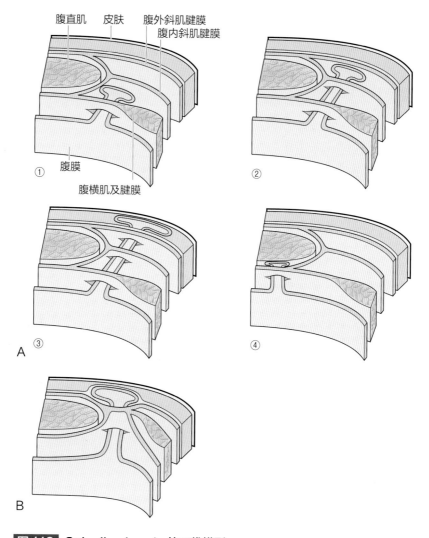

图中标注：腹直肌　皮肤　腹外斜肌腱膜　腹内斜肌腱膜　① 腹膜　腹横肌及腱膜　③ A　④　B

图 112 Spigelian hernia 的三维模型

背侧所见的腹直肌鞘左侧缘附近的腹壁横断面示意图。Spigelian hernia 在各种外科都可以观察到。

A：弓状缘头侧的疝。①腹横肌腱膜的表面水平；②腹内斜肌腱膜的表面水平；③腹外斜肌腱膜的表面水平；④贯通腹直肌后鞘的水平。

B：弓状缘足侧的疝。

Spigelian 疝区理论相反，但本来弓状线部位也不是固定的，所以存在有两种理论也不足为奇。

另外，Hesselbach 三角的头侧边界为腹壁下血管，内侧的边界为腹直肌外侧缘，足侧缘为腹股沟韧带，Spigelian hernia 位于 hesselbach 三角的头侧（Hesselbach 三角和外侧三角的部分，参照第 19 页）。但 Spigelian hernia 还可见于腹壁下血管的足侧和内侧（即 Hesselbach 三角中），被称为低位 Spigelian hernia。这些 Spigelian hernia 虽然位于腹股沟直疝的部位，但有时被分类于膀胱上疝中。

Spigelian hernia 最初是因为通过腹横肌腱膜的裂口处突出而被注意的。这一裂口也包括腹横筋膜，腹横筋膜是腹横肌及其腱膜的筋外膜（investing fascia）。而且有时疝也会向腹内斜肌腱膜突出破坏这一腱膜。但通常情况下，腹外斜肌腱膜非常强韧，所以疝囊无法突破这一腱膜，基于上述原因腹壁疝的诊断比较困难。两个腹斜肌之间的腔隙比较疏松。所以疝囊通常在这一腔隙扩散，成为 T 形或者是蘑菇的形态（图 112）。

Spigelian hernia 的疝囊包含了腹膜外脂肪和腹膜，但有时也包含内脏，通常为小肠和大网膜。疝颈狭窄（直径0.5~2cm），形状多为卵圆形、三角形和圆形，其边缘容易确定。因为开口部狭窄，Spigelian hernia 通常较小，容易绞窄和无法还纳。

4. 手术方法

Spigelian hernia 的修补手术因其直径可采用普通的补片方法（脐疝部分→参照第107页）。

确认疝未贯穿腹外斜肌，术前触诊确认包块的存在后，横行切开疝上的腹外斜肌腱膜。牵拉腹外斜肌腱膜，接近腹内斜肌和疝囊。开放疝囊，检查疝的内容物，然后还纳入腹腔。有时也有多发的情况。从腹膜表面触诊邻近的半月线以确定是否存在其他的开口。将补片插入肌后间隙中并固定。腹横肌腱膜和腹内斜肌腱膜采用结节缝合闭锁，腹外斜肌腱膜也用结节缝合。最后，将皮肤用结节缝合或行皮钉钉合。

与开放法相比，腹腔镜下手术在并发症与住院时间上有优势，但腹腔镜下疝修补术应在有并发症的病例和再发的病例上采用。

Ⅴ 腰疝

思考腰疝时，不是从它的解剖学讨论开始，而是必须从它的病因开始。主要是因为根据其原因与本来的解剖学上的定义无法契合。病因分为先天性和后天性，后者分为非外伤性和外伤性。非外伤性包括先天性和感染性，外伤性则包括事故引起的和医疗上的事件。

1. 发育学的病因

先天性因素，如在 Spigelian hernia 部分所述，考虑与腹壁肌肉构成的发生学相关。体壁的肌肉组织分为上分节和下分节（Spigelian hernia 部分**图108**→参考第110页）。下分节又进一步分化为胸部和腹部的层状肌肉形态。因此，下分节的外侧部分成为腹外斜肌、腹内斜肌还有腹横肌

 弓状缘疝（arcuate line hernia）和腹直肌后鞘疝（spontaneous posterior rectus sheath hernia）

弓状缘疝容易被误诊为 Spigelian hernia。弓状缘疝是指从弓状缘的足侧向腹直肌背侧突入的疝，目前只发现7例。但是，有论文报道疝囊较多，因此作为腹壁疝的一部分来理解是很重要的。

弓状缘也称为 arcuate line、linea arcuate 和 arcuate line of douglas，关于它是否存在，认为其存在的人很多，但有时候其是否存在不是很明确。

Coulier 在分析了315例患者 CT 影像的腹壁解剖基础上，为弓状缘划分了等级。1级是，弓状线为很少的腹膜前脂肪块，2级为弓状缘处确实存在着疝，3级是大网膜、脂肪和肠管袢已形成了非常明显的疝。其中2级和3级被定义为疝。根据上述结果，约存在 2.2% 的弓状缘疝。

必须与弓状缘疝鉴别的疾病为腹直肌后鞘疝，只报道了8例。

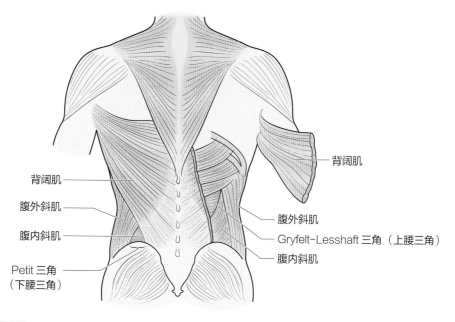

背阔肌

背阔肌

腹外斜肌

腹外斜肌

腹内斜肌

Gryfelt-Lesshaft 三角（上腰三角）

腹内斜肌

Petit 三角
（下腰三角）

图 113　腰疝的解剖

A　腹股沟疝

B　股疝

C　腹壁疝

D　造口旁疝

E　骨盆壁疝

F　腹腔内疝

的起源。这些肌肉都从同样的起源发生，但下分节保持了腱膜和筋膜的连续性。此外，由间质发育来的肌肉和腱膜，这个过程中加入的筋膜结构在这之间产生了薄弱的部分。脐疝虽然位于上分节和下分节之间的薄弱区域，但被认为发生于上述薄弱部分（Spigelian hernia 部分**图 108**→参照第 110 页）。

2. 解剖学的构造

腰部存在分别称为上腰三角（gryfelt lesshaft triangle）和下腰三角（petit triangle）的两个薄弱区域。前者的头侧缘为第 12 肋和下后锯肌的足侧缘，外侧缘为腹内斜肌背侧缘，内侧缘为腰方肌或竖脊肌围成，被背阔肌所覆盖。后者的外侧缘为腹外斜肌，内侧缘为背阔肌，尾侧缘为髂骨嵴所包围（**图 113**）。Loukas 等解剖了成人尸体后总结提出，82% 存在上腰三角，82.5% 存在下腰三角。

> **旁注**　腹腔引流管插入的原则（**参照图 109**）
>
> 　　腹部外科手术时，经常插入腹腔引流管，但有关插入部位的观点难以统一，在此思考腹部引流管的插入原则。引流管前端经最近的路径留置于最背侧是插入的原则。不从腹壁切口引出，而且，也要避免从腹壁的薄弱部分插入引流管，即腹部引流管不宜引出部位为经腹直肌处，因为炎症易向头侧足侧扩散，薄弱区域是指本章中所描述的 Spigelian 腱膜部分、Hesselbach 三角和外侧三角。
>
> 　　考虑到上述情况，就会理解盆腔引流管的插入位置为
>
> 腹内斜肌腱膜足侧缘和 Spigelian 腱膜外侧的经腹外斜肌腱膜、腹内斜肌和腹横肌的路径。贯穿 Spigelian 腱膜和半月线的腹腔镜下手术穿刺器和通常的引流管，使已经为潜在的薄弱区域更加恶化。希望不要造成医源性 Spigelian hernia 和医源性腹股沟疝。因此，即使没有治疗过罕见的 Spigelian hernia，也有必要了解 Spigelian 腱膜的外科解剖知识。

3. 分类

腰疝分为：①腰上三角发生的上腰疝；②腰下三角发生的下腰疝；③腰部整体发生疝的弥漫型，弥漫型与外伤性有关。

根据疝的内容物可以分为：①腹膜外型（没有疝囊）；②腹膜旁型（滑疝）；③腹腔内型（由完整的疝囊包围疝内容物）。上述分类使修补手术的说明更容易理解。

腰疝的病因中 55%~57% 为非外伤性，表现为各种各样的症状。通常，腰下三角因为比较宽，发生嵌顿和绞窄的概率较低，发生率约为 10%。

4. 手术方法

治疗采用外科手术。腰疝有逐渐增大的倾向，有必要行早期手术。外科手术大体上分为从皮肤入路的修补法（前入路）和腹腔镜下手术。无论哪一种方法，最重要的是使用足够大的补片覆盖疝环和疝环周围组织。原则上，前入路推荐使用 rives – stpoppa 修补术，腹腔镜下为了显露疝门，需要切开腹膜回纳结肠，因此有必要使用合成补片。

另外，我们认为手术方案的决定必须取决于疝的宽度和面积。

Ⅵ trocarsite hernia（戳卡孔疝：port-site hernia）

戳卡孔疝（trocarsite hernia：TSH）是腹腔镜下手术的少见并发症。因肠梗阻和绞窄需要急诊再次手术的发生率为 0.5%。金字塔形的戳卡、12mm 的戳卡和长时间的手术是 TSH 的危险因素。高龄和高 BMI 也被确认为与患者相关的危险因素。因此，技术上的危险因素是所选择戳卡的设计和大小。但现状是可以推荐的能有效避免 TSH 的科学证据仍然很少。

1. 分类

TSH 可以分为早期发病型和晚期发病型两种。早期发病型是指肠管或大网膜在术后最初数日，通过残留的腹膜缺损形成的疝。疝囊可以突出至不同平面，可以分为：①腹膜前脂肪组织水平的疝；②腹膜水平的疝；③筋膜下水平的疝；④贯穿全层的疝。但是，笔者认为如果采用腹股沟手术后的定义，早期发病型一般应考虑为技术失误。在晚期腹壁分离而发病的病例，腹膜是正常的，与腹膜伴行的肠管和大网膜穿过肌层和筋膜而发病，典型病例发生于术后数月。

但是，TSH 与筋膜缺损无关，不恰当的缝合或者筋膜下疝是产生的原因。因此，比起外侧操作孔前鞘的闭锁，我们推荐全层闭锁。使用延迟吸收线闭合筋膜是更好的固定筋膜方法，可以减少疝的发生。

2. 预防方法的观点

Trocal 的形状也和 TSH 有关。Schmedt 等喜好圆锥形的 Trocal。在肌肉操作孔位置上圆锥形的 Trocal 可以使筋膜缺损更小，特别是缺损部位可有数层筋膜层，从而可以收缩。特别是，可以避免切断筋膜和肌肉组织，因此比片状、放射状、膨胀的戳卡更好。我们使用 step system® （Covidien Japan 公司制造）。

检索前瞻性研究相关的 TSH 和操作孔的位置、操作孔的大小、缝合材料之间的关系表明，对于 10mm 以上的所有戳卡孔推荐使用延迟吸收线进行全层缝合。这是容易施行的预防方法。使用刀片形戳卡时特别重要。

最近，单孔腹腔镜手术实施的机会增多了。关于这项技术本身我们不想评价，但我们担心这一方法是否理解了脐部的解剖。如脐疝部分（参照第 103 页）所述，如果不在充分了解脐部的切口并非左右对称状态的前提下进行闭合，今后，医源性的疝可能会增多。

Ⅶ 腹壁切口疝

腹壁切口疝的历史和外科医生施行开腹手术的历史一样长。最近关于腹壁切口疝的论文数量增长迅速。

1. 定义

腹壁疝可以定义为"无论有无膨隆，临床所见或检查时可以看见或触及术后存在于瘢痕区域的所有的腹壁的裂隙"。当然，也包括腹壁疝修补后的再发。腹壁切口疝是开腹手术后发生率为0.5%~11%的并发症，但造口旁疝的情况不太一样，因此未包括在腹壁切口疝的概念中，在别处加以记载（参照第123~126页）。

2. 手术技术的设定

ⓐ 缝合及补片的使用

修补手术中首先遇到的问题就是只使用缝合技术，还是使用补片技术。比起只用缝合，还是更加推荐使用补片，作为关键参考文献经常被引用的《新英格兰医学杂志》的论文中研究了初次复发的腹壁切口疝27例，其中17例进行了缝合，10例采用了补片治疗。论文的结果仅仅为缝合的17例中9例复发，使用补片的10例中只有2例复发。因此得出结论，正中切口腹壁切口疝中使用补片修补术比缝合病例复发明显减少，但作为证据的质量较差。

ⓑ 材料的选择

目前可以使用的材料有聚丙烯补片、膨化聚四氟乙烯（e-PTFE）补片。最近，多使用这些人工材料的再建法，也有很多主张其有效性的论文。但10%~20%的复发率虽然比单纯缝合要低，但依然偏高。

有必要了解各种补片的特点和使用条件。聚丙烯（Polypropylene）补片一直到现在还在长期使用。唯一的缺点是在腹腔内使用的话，易导致粘连形成腹腔内脏器侵蚀和瘘管形成等并发症。而且也与小肠梗阻、不孕症、腹痛，还有腹部手术中的肠管损伤有关。

作为腹腔内可以使用的补片还有e-PTFE补片。这一材料发生脏器侵蚀、肠梗阻、瘘管形成、脓肿的比率较低，而且可以被间皮细胞迅速地覆盖，因此粘连较少。作为使用这种e-PTFE的产品有Dual mesh®和Composix mesh®。Dual mesh 100%由e-PTFE构成，组织适应性良好，即使长期使用也不会出现劣化、分解、溶解等情况。可以自由修剪，防粘连层为3μm以下细小的多孔结构，将与机体的粘连抑制到最小限度，可在腹腔内与肠管接触。

Composix mesh®把腹腔一面作为"组织难以进入的面"。采用e-PTFE把腹壁一面作为"组织容易进入的面"。而采用聚丙烯补片的两层结构可以直接与肠管接触。这样也可以减少融合或脏器粘连的发生率。

3. 疝分类及补片使用方法分类

没有理想的腹壁切口疝分类，作为能够对每个患者的手术入路进行定型的最简单的系统，基于疝的缺损部位和范围的chevrel分类法非常重要。原因主要是疝缺损的各外侧缘能否靠近取决于疝的大小。Ⅰ型疝（<5cm）为小型疝，Ⅱ型疝（5~10cm）为中型疝，Ⅲ型疝（10~15cm）为大型疝，Ⅳ型疝（>15cm）为巨大型疝。

关于补片留置部位的定义，请参照第98页"腹壁疝总论"。

在肌肉背侧面剥离更困难的部位（比如半月线、肋下等处），推荐使用开放肌前修补术（open onlay mesh repair）。在一个1000人以上的外科医生的调查中，50%的外科医生采用的是不闭

A 腹股沟疝

B 股疝

C 腹壁疝

D 造口旁疝

E 骨盆壁疝

F 腹腔内疝

锁腱膜的方法。

另一方面，inlay repair 因为在补片和健全组织之间未形成重叠部分，疝的复发风险较高而不被推荐。

虽然有记载表明无论在开放肌前修补术还是在肌后腹膜前修补术 [restromuscular(preperitoneal) mesh repair]，如果能闭锁腹直肌鞘效果会更好，但没有涉及术后长期观察后的复发问题的论文。但是在腹腔镜下手术时有很多论文建议闭锁疝门结构。

4. 疝分类的实际情况及结果

现在描述一下迄今为止有关各种切口疝缺损范围的证据。

ⓐ 微小型切口疝（very small incisional hernias）

有一个随机对照试验。这一临床试验选取了 181 例范围小于 6cm 的腹部正中切口的切口疝患者，比较了使用聚丙烯连续缝合和肌后腹膜前修补术的长期复发率。在小的腹壁切口疝（hernia surface area<10cm^2）中，缝合患者和补片患者的 10 年累计复发率分别为 67% 和 17%（p=0.003）。全部的长期并发症比率分别为缝合患者 8% 和补片患者 17%。综上所述，结论为不应使用缝合法。

ⓑ 中小型切口疝（small and medium size incisional hernias，2~10cm）

对于这类腹壁切口疝，建议使用开放肌后（腹膜前）或者腹腔镜腹膜前修补术。一个 175 例的回顾性研究，疝平均为 8.5~10.6cm，施行开放肌后（腹膜前）修补术的病例进行了分析，结果表明闭锁腹直肌前鞘可以降低补片感染的风险。腹腔镜下补片修补术有降低切口并发症的优点，特别能缩短肥胖患者的住院时间。但是，术后急性及慢性疼痛在腹腔镜下手术比较多。

ⓒ 大型切口疝（large incisional hernias，10~15cm）

在这种大小的切口疝，因为剩余的皮肤变得比较薄，因此只有进行腹壁解剖学重建的开放肌后（腹膜前）修补术是比较合适的治疗方法。腹腔镜下手术需要大范围的剥离，而且从使用补片的大小考虑，对于大的或者巨大疝的修补非常困难，另外在术中误伤肠管的病例中，死亡率达 7.7%。

开放法中，为了闭锁腹直肌前鞘，有必要进一步施行减张切开。虽然增加了补片感染的概率，但是在大疝和巨大疝中减张切开非常重要。最根治的减张切开技术是 Ramirez 等在 1990 年所著的组织结构分离技术（component separation technique：CST）。

ⓓ 巨大型切口疝（giant incisional hernias，>15cm）

这类患者是最难治疗的疝，无法使用腹腔镜下修补术。无法保证腹腔内空间的患者要做好适当的术前准备（如减轻体重、治疗呼吸系统疾病、肠道准备）。特别是这类患者的腹直肌前鞘闭锁对于机能和美容都非常重要。但是，这一闭锁将筋膜缘向外侧牵拉非常困难，所以大部分患者都需要 CST。

这组患者中，没有过大张力和血供良好的皮肤对合对于防止切口裂开和感染具有重要意义，否则将面临补片感染或筋膜坏死的严重后果。因此有必要在手术的最后将所有的坏死组织切除。大范围的外侧剥离可同时进行适当的皮下组织引流，对于避免死腔的形成从而保证术后切口愈合是关键步骤。要完成这些操作，需要包括能行自体皮瓣游离制作以及整形外科医生在内的多学科医生的协作。

5. 手术方法

开放补片法的金标准是由 Rives 和 Stoppa 推广的肌后补片修补术的 Rives-Stoppa 法（**图 114**）。这种方法首先是将皮下组织与疝囊剥离，开放囊腔，将内容物还纳至腹腔（**图 114A，B**）。将腹直肌背侧从腹膜侧充分游离至外侧（**图 114C**）。切除剩余的疝囊，将残留的腹膜缝合闭锁。将腹膜前脂肪和腹膜从腹直肌前鞘剥离下来，游离出一个可以插入补片的空间。聚丙烯补片至少比疝颈部大 3cm，置于腹直肌背侧，将腹直肌鞘用 Polypropyrene 缝合固定（**图 114D**）。对侧的腹直肌也用同法补片展开固定。最后，如果腹直肌前鞘能够对合的话，将其缝合闭锁（**图 114E**），这种方法的主要缺点是为了留置人造补片需要剥离较大范围的肌肉背侧。该方法的术后并发症主要是血肿和血清肿形成。

A 腹股沟疝

B 股疝

C 腹壁疝

D 造口旁疝

E 骨盆壁疝

F 腹腔内疝

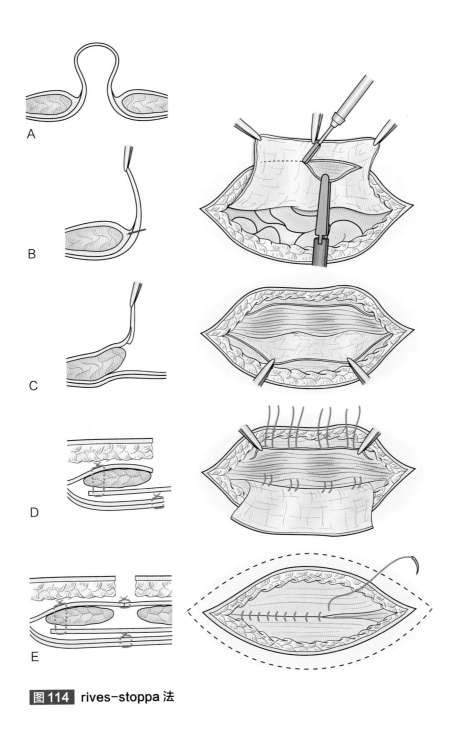

图114 rives-stoppa 法

　　本部分所必须要掌握的手术方法是 CST（图 115）。CST 是指切开腹外斜肌腱膜，剥离腹外斜肌和腹内斜肌，同时将腹直肌从腹直肌鞘中剥离出来，使两侧腹直肌于正中在无过大张力的情况下能够直接缝合关腹的方法。而且，因为腹外斜肌和腹内斜肌之间没有血管和神经走行，只有一些疏松的结缔组织，剥离比较安全和容易。另外，腹直肌的支配神经和血管在腹内斜肌的深部走行经腹直肌里面进入，所以剥离腹外斜肌时得以保存，可以不损伤腹直肌的功能，为生理性腹壁重建提供可能。但是，不要忘记这一方法会导致 Spigelian 腱膜部更加薄弱。因此可以用补片来加强腹外斜肌腱膜的缺损部。

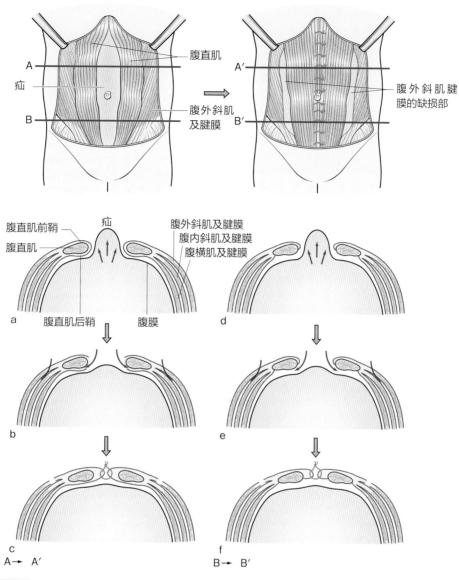

图 115 组织结构分离技术（CST）

分别描述了上腹部存在腹直肌后鞘的部位（A → A'; a, b, c）和下腹部无后鞘的部位（B → B'; d, e, f）。切开腹外斜肌腱膜，剥离腹外斜肌和腹内斜肌同时将腹直肌从腹直肌鞘游离出来，使得两侧腹直肌于正中在无过大张力的情况下能够直接缝合关腹的方法。

关于腹腔镜下手术已经在"腹壁疝总论"（参照第 98~103 页）中提到了。腹壁切口疝的腹腔镜下手术，在开放法也可以治疗的病例中，难点是只能在治疗比较小型的疝时发挥其有效性。而且针对小型疝，还有在没有对切口整体进行精细检查的情况下施行腹腔镜手术的疑问。此外，希望再一次参照总论中外科医生关于腹腔镜下手术的观点。

6. 讨论

在治疗腹壁切口疝之前必须考虑的问题是，外科医生的开腹、关腹相关的循证医学相关知识及其实践（基础篇→参照第 8 页）。在不十分了解开腹术、关腹术的状态下，施行腹壁切口疝手术，一方面在治疗疝，另一方面在继续制造疝。

为了改善针对大疝和巨大疝的仍近于错误的治疗方法，有必要考虑到疝病例登记相关的变

A　腹股沟疝

B　股疝

C　腹壁疝

D　造口旁疝

E　骨盆壁疝

F　腹腔内疝

量。这些变量包括：①疝的部位，有必要设定腹部区域；②疝的大小；③上次手术的关腹方法；④患者的危险因素；⑤手术术式；⑥使用补片；⑦设定结果；⑧治疗的流程；⑨附加的整形外科手术方法；⑩统计的意义；⑪利益相反原则。

旁注 Suprapubic (incisional) hernia [耻骨上（切口）疝]

腹内、外斜肌腱膜，腹直肌和腹直肌腱膜终止于耻骨联合。在其终止部位附近的切口是比较薄弱的组织，因此闭锁时，向足侧缝合的方法不恰当容易导致疝形成。

耻骨上疝这一名称是 El Mairy 最早用于描述距耻骨联合 4cm 之内发生的腹壁缺损时提出来的，也被称为耻骨旁疝的这一部位的腹壁切口疝因与骨盆中的骨、神经、血管

和膀胱邻近，所以其修补手术技术难度很高。

治疗的要点是施行 rives-stoppa 方法或腹腔镜下手术。无论哪种手术方法，诀窍都是将疝囊完全置于术野中，使膀胱充盈后，分离 retzius 间隙，并充分显露耻骨、Cooper 韧带和髂血管（**图116**）。

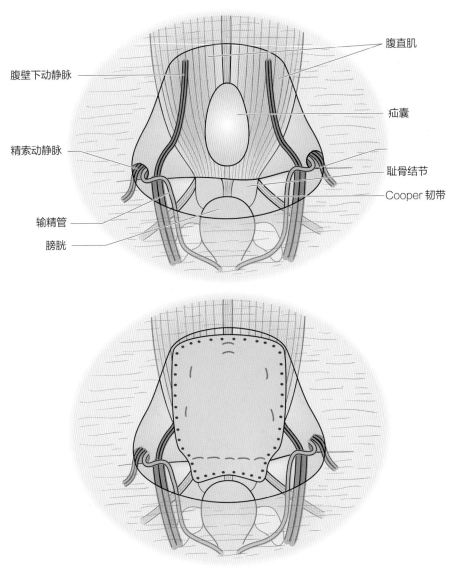

腹直肌

腹壁下动静脉

疝囊

精索动静脉

耻骨结节

Cooper 韧带

输精管

膀胱

图116 腹腔镜下修补术

D 造口旁疝

造口旁疝是腹壁疝的特殊类型。造口旁疝在本属于清洁手术的腹壁疝中是唯一与粪便有关的疝，其治疗方法在观点上存在着差异。

1. 定义

将与结肠造口（结肠人工肛门）、回肠造口、空肠造口及与尿管造口相关的疝定义为造口旁疝。下面主要阐述结肠造口旁疝。

2. 发病机制

造口旁疝是由于通过造口通道和腹壁上提的肠管之间的创口愈合不充分引起的。术后早期如果有妨碍瘢痕形成原因的话，造口旁疝的发生率会增加。关于造口位置，腱膜部分的造口与肌肉部分相比造口旁疝的发生率要高。

3. 分类

造口旁疝是造口手术后期并发症中发生率最高的，其中结肠造口的发生率为3%~39%，襻式回肠造口的发生率为0~6%。在本章节，主要介绍结肠造口疝，一般发生于造口部位的外侧，造口通道与肠管之间存在间隙，大网膜、肠管等经这一间隙进入皮下导致疝的发生。

滑动性结肠造口疝是指与结肠造口终末肠管相连接的肠管进入到皮下间隙这一类型的疝（图117A）。产生这一滑疝有两个原因：一个是用于结肠造口的肠管未能与腹壁外侧固定，另一个原因是肠管部分和通道之间发生了分离。因为这一类型的疝疝环非常狭窄，因此嵌顿的危险性很高（图117A）。

另一个类型疝是结肠造口旁疝（图117B）。在这一类型，腹膜、筋膜以及由筋膜形成的层状疝环较大。大网膜、小肠襻或者其他腹部脏器充满疝囊，容易还纳，而嵌顿很罕见。

4. 手术方法

造口旁疝的缝合修补术，优点是简单、不必开腹，但因为再发率较高，所以不予推荐。另外，用更换造口位置的方法治疗后复发率也比较高，还存在原部位形成切口疝的问题。在使用补片的手术中，从切口感染和复发率的角度看，开放的补片修补术较缝合术效果明显提高。但是，外科医生因为考虑补片与肠管紧密接触易造成肠管糜烂，所以对是否使用补片比较犹豫。此外，也有血清肿形成和感染危险性增加的风险。使用开放的 inlay 法及 onlay 法治疗后复发率较高，而肌后法则复发率较低。

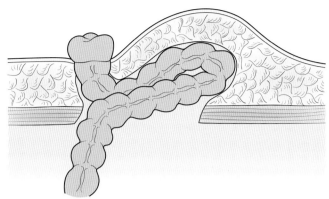

A 滑动性结肠造口疝

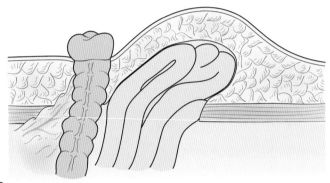

B 结肠造口旁疝

图117 **造口旁疝**

A：滑动性结肠造口疝指与结肠造口终末肠管相连接的肠管进入到皮下间隙的疝。这一类型的疝，因为疝环狭窄，嵌顿的危险性较高。

B：结肠造口旁疝中由腹膜、筋膜及由筋膜形成的层状疝环较大。大网膜、小肠袢或者其他腹部脏器充满疝囊，容易还纳，而嵌顿很罕见。

　　但是，无论用哪种方法都存在由补片造成的肠管侵蚀、穿孔等并发症。另外，Sugarbaker法也比较有名，原本的Sugarbaker修补法是使用补片并采用腹腔内inlay法闭锁疝环，将结肠缝合到外侧壁的造口旁疝修补术（**图118**）。改良后的Stelzner等方法是更加合理的方法，作为改良Sugarbaker修补法的原型，在腹腔镜下也可施行。

　　腹腔内修补术，包括keyhole补片法（**图119**）和改良Sugarbaker修补法（**图120**）。但是，keyhole补片法治疗后复发率相当高。keyhole补片法中，对结肠通过的补片孔径大小的评价较难。另外，补片收缩时可能使补片孔径变大，从而造成同一部位疝的复发。

　　目前，针对造口旁疝的腹腔镜下改良Sugaebaker修补术的定义为将造口处的肠管缝合于外侧壁（外侧化），通过在疝的缺损部放置无剪口的腹腔内补片以修补造口旁疝的腹腔镜下修补术。主要通过使用足够大的补片以修补疝环及结肠的腹壁化（使之与侧腹壁连接）。因此，这一定义只行了外侧化，成为改良Sugarbaker修补法存在一定问题的原因。

　　此外，已经开发了将使用keyhole补片和非定型Sugarbaker修补术组合的术式，短期效果也较好。

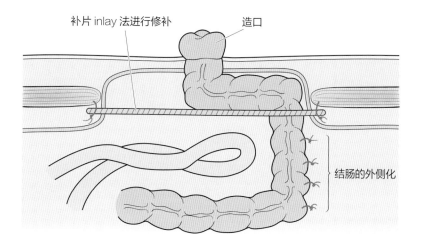

图 118 **Sugarbaker 修复法**

使用补片并采用腹腔内 inlay 的方法闭锁疝环，将结肠缝合于外侧壁。

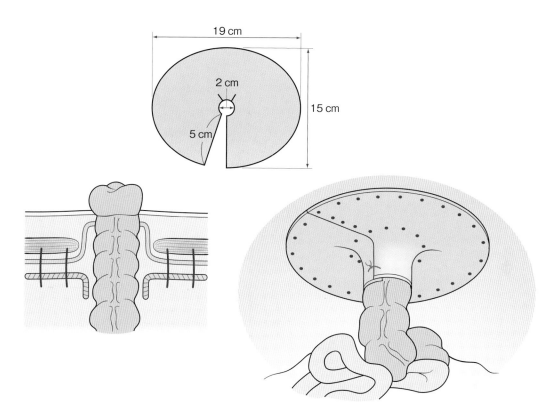

图 119 **作为腹腔内修补术的 keyhole 补片法**

keyhole 补片法中，对结肠通过的补片孔径大小的评价较难。另外，补片收缩时可能使补片孔径变大，复发率相当高。

A 腹股沟疝

B 股疝

C 腹壁疝

D 造口旁疝

E 骨盆壁疝

F 腹腔内疝

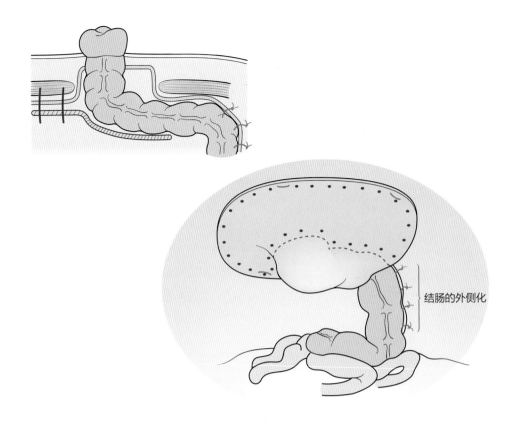

结肠的外侧化

图120 **腹腔镜下改良 Sugarbaker 修补法**
将造口处肠管缝合于外侧腹壁（外侧化），通过使用无剪口腹腔内补片覆盖疝缺损部位达到修补目的的造口旁疝修补术。

5. 预防其发生的手术方法

　　有学者认为，为预防造口旁疝，腹膜外径路较好，但也有意见认为没有差异。但是最近关于单孔乙状结肠造口的腹腔镜下手术后结果表明，腹膜外径路较经腹径路并发症明显减少，对于并发症预防比较有效。

　　有论文推荐行造口术时使用补片，研究也表明长期效果良好。

骨盆壁疝

骨盆壁疝大多可分为闭孔疝、坐骨疝、会阴疝等。但是，包括膀胱上疝在内，有的书还描述了女性的慢性骨盆痛。而且这些疝多发于女性，因此有的书也总结了妇科医生的见解。本部分使用后者的分类，从发病率上来看，闭孔疝与膀胱上疝在平常的诊疗中可以见到，另外两个则非常少见。

Ⅰ 闭孔疝（obturator hernia）

闭孔疝是骨盆内疝之一。闭孔疝（以下称为本病）好发于高龄女性。目前，因为作为急腹症对待而施行 CT 检查，大多数可以诊断。本病的治疗为手术疗法是理所应当的，但问题在于，大部分处于肠管嵌顿状态而施行了急诊手术。如果术前能够解除嵌顿，则不需开腹，采用后腹膜入路能够闭锁疝环，可以施行侵袭性小的手术。

因此，与手术疗法相比，能否采用保守的手法还纳在本病的治疗上是重要的要点。只有在通过 CT 检查和超声检查能够确认肠管活性的情况下，才是嵌顿手法复位的适应证。

关于手术疗法，虽然报道了各种各样的方法，但还是有嵌顿肠管无论如何都无法还纳的病例，因为肠管坏死和损伤导致污染手术时，应注意限制补片的使用。因此，许多单纯组织修补术被介绍过。但现状是，无论哪种手术都不是理想的术式。因此，重要的是尽量以施行无菌手术为主。

1. 闭孔的解剖

闭孔是在腹侧和头侧被耻骨包围、背侧和足侧被坐骨包围的髋骨缺损部分（**图 121A**）。闭孔被名为闭孔膜的强韧的结缔组织（耻骨组织）所封闭。靠近耻骨上支闭孔动静脉和神经通过的部位通常被脂肪组织等闭锁，因此比较薄弱，这个狭窄的孔称为闭孔管（obturator canal）。闭孔神经起自腰神经丛 L2-L4，经髂腰肌内侧通过小骨盆闭孔管，主要支配股内旋肌群（**图 121A**）。闭孔膜的内侧面被内闭孔肌，外侧面被外闭孔肌所覆盖（**图 121B**）。内闭孔肌起自闭孔周围的髋骨和闭孔膜内面，经闭孔的内侧面，迂回至背侧的坐骨小切痕，向外侧走行，止于股骨的转子窝处。外闭孔肌起自闭孔周围的髂骨和闭孔膜的外侧面，覆盖于闭孔的外侧面，止于背侧和外侧的股骨转子窝，均为股外旋肌。

在构成闭孔头侧缘的耻骨上支的腹侧内面有一凹陷，称为闭孔沟（obturator sulcus）。闭膜管的腹侧和外侧缘是耻骨的闭孔沟，背侧和内侧缘是闭孔膜，由外侧和头侧斜向内侧和足侧走行（但大部分为垂直方向），开口于外闭孔肌的前面，直径在 1cm 以下，长度 1~2cm。在 CT 上髋骨内侧和腹侧面向足侧追踪，能够确认骨外侧凹陷的闭孔沟（**图 122A**），其中可以确认血管（闭孔动静脉），其内侧为内闭孔肌。而在足侧的层面上自闭孔开始髋骨分离成前、后两部（耻骨和坐骨），在外闭孔肌腹侧面（耻骨肌的背侧面）的脂肪组织内应该能够确认闭孔动静脉，这是闭孔疝的主要路径（**图 122B**）。

右侧边栏：

A 腹股沟疝

B 股疝

C 腹壁疝

D 造口旁疝

E 骨盆壁疝

F 腹腔内疝

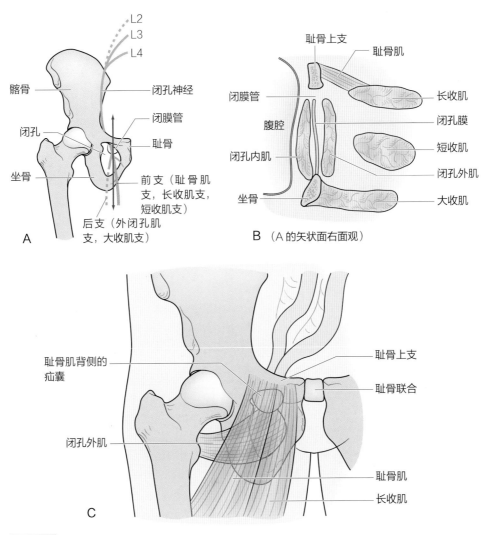

図中标注：

A图：
- L2
- L3
- L4
- 髂骨
- 闭孔
- 坐骨
- 闭孔神经
- 闭膜管
- 耻骨
- 前支（耻骨肌支，长收肌支，短收肌支）
- 后支（外闭孔肌支，大收肌支）

B图（A 的矢状面右面观）：
- 耻骨上支
- 耻骨肌
- 闭膜管
- 腹腔
- 闭孔内肌
- 坐骨
- 长收肌
- 闭孔膜
- 短收肌
- 闭孔外肌
- 大收肌

C图：
- 耻骨肌背侧的疝囊
- 闭孔外肌
- 耻骨上支
- 耻骨联合
- 耻骨肌
- 长收肌

图 121　闭孔的解剖

在闭膜管的腹侧，其腹侧有耻骨肌和长收肌，其背侧有短收肌和大收肌（C）。

2. 诊断

　　闭孔疝多发于高龄女性。表现为肠梗阻的病例较多，术前诊断使用 CT 是有效的。

　　从闭膜管脱出的闭孔疝疝囊通常是从耻骨肌背侧脱出的（**图 123A** 的 **a**），偶尔有通过闭孔外肌的背侧脱出的类型（**图 123A** 的 **b**）。更加稀少的类型是存在于闭孔内外肌和闭孔膜之间的类型（**图 123B** 的 **c**）。

　　Howship–Romberg 综合征是在闭孔疝嵌顿状态下表现出来的症状。因为疝内容物在闭膜管内压迫闭孔神经，从股内侧放射到膝和小腿的疼痛和麻痹等症状在股关节向背侧伸展，内收（下肢靠近躯干的运动）或内旋（以骨骼长轴为旋转轴，使内侧面向背侧回旋的运动）时表现为加重的综合征（**图 124**）。

3. 非手术还纳法

　　保守性的还纳法适用于 CT 检查和超声波检查确认肠管活力没有问题的病例。通常因为从体表不能触到脱出的包块和疝环，术者难以想象压迫的部位和方向，因此，尝试超声引导下的手法复位是有效的手段。使患侧下肢处于轻度外展（下肢远离躯干的运动）和外旋（以骨骼长轴为旋

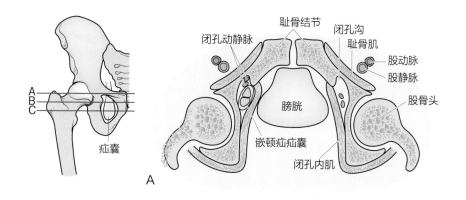

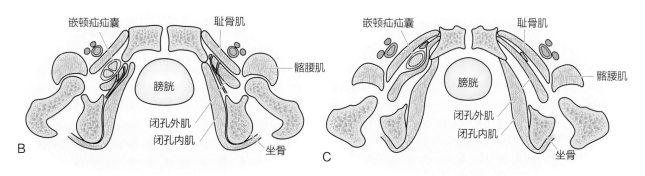

图122 闭孔的CT

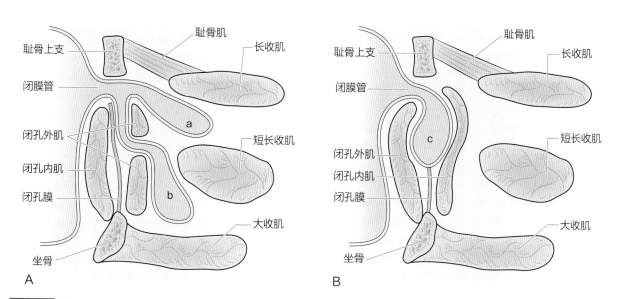

图123 闭孔疝的类型

通常从耻骨肌背侧脱出（a），偶尔有从闭孔外肌的背侧脱出的情况（b）。另外更稀少的类型是存在于闭孔肌内外和闭孔膜之间的类型。

转轴，使内侧面向腹侧回旋的运动）状态，轻轻压迫距腹股沟韧带足侧的数厘米处，即股静脉和长收肌之间的股前面。

嵌顿肠管一旦被还纳，抵抗消失的同时还伴随着疼痛的大幅度改善。

在还纳困难的病例中，使患侧下肢保持外展和外旋状态下再次压迫，也有部分病例能够还纳。这是因为肢体位置使内收肌群得以松弛。此外，用超声探头确认疝的位置和方向，用另一只手从长收肌背侧轻度压迫也是有作用的。

A 腹股沟疝
B 股疝
C 腹壁疝
D 造口旁疝
E 骨盆壁疝
F 腹腔内疝

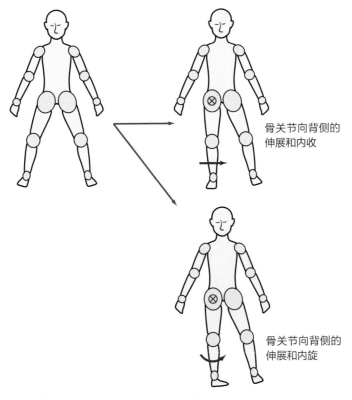

骨关节向背侧的
伸展和内收

骨关节向背侧的
伸展和内旋

图 124 **Howship-Romberg 综合征**

通过股关节向背侧的伸展，内收或者内旋使得从股内侧放射至膝和小腿部的疼痛和麻痹症状加重。

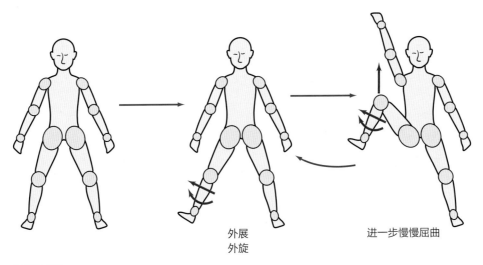

外展
外旋

进一步慢慢屈曲

图 125 **闭孔疝嵌顿的还纳方法**

　　此外，最近的报道认为使用超声检查和 CT 检查，通过缺血性变化如疝囊内存在液体潴留和造影剂蓄积的缺损，能够确认绞窄状态。之后如果认为能够解除嵌顿，报道推荐患者取卧位，使患足处于轻度外旋和外展状态，并将患足静静地反复大角度屈曲（**图 125**）。一旦嵌顿肠管还纳，疼痛会突然明显消失。这一手法的本质是使闭孔内肌和闭孔外肌处于紧张状态，其间同时压迫嵌顿疝。

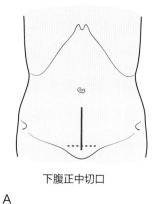

下腹正中切口

A

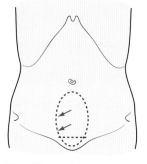

不开腹的情况下剥离 Retzius 间隙

B

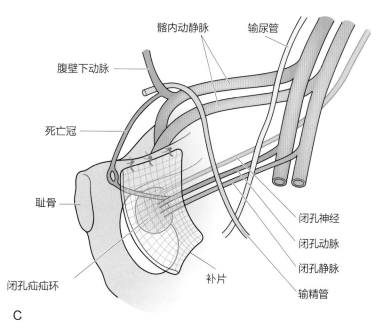

髂内动静脉　　　输尿管

腹壁下动脉

死亡冠

耻骨

闭孔疝疝环　　　补片

闭孔神经

闭孔动脉

闭孔静脉

输精管

C

图126 闭孔疝手术方法

嵌顿状态的手术，多属于双侧，有还纳困难的病例，也有必要行肠管切除。此外，考虑到有必要处理腹膜炎，中线腹膜外路径是最好的方法。

4. 手术方法

　　闭孔疝的手术，有必要分为能改善嵌顿状态的情况和不能改善的情况加以考虑。在前者，可以采用使用补片的手术侵袭性小的腹股沟法。在后者必须考虑以下几点：①多为双侧；②多为 Richter 型的嵌顿和绞窄，有还纳困难的病例；③有必要行肠管切除；④有必要处理腹膜炎。由于以上原因，中线腹膜外路径是最好的方法。这一方法使闭孔不被腹腔内脏器遮挡，能够充分地观察（图126）。根据情况可以随时变更为开腹术，转变成腹腔内的手术。最大的问题是，有时无论如何无法拉出嵌顿或绞窄的肠管。虽然报道了各种各样的方法，在非 Richter 型的嵌顿和绞窄的情况下，有时只有损伤肠管才能拉出。

　　污染手术时，应该考虑二次手术，置入预防再发的补片。

A 腹股沟疝

B 股疝

C 腹壁疝

D 造口旁疝

E 骨盆壁疝

F 腹腔内疝

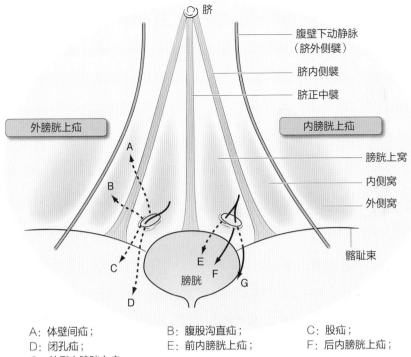

图中标注：

脐

腹壁下动静脉
（脐外侧襞）

脐内侧襞

脐正中襞

外膀胱上疝

内膀胱上疝

膀胱上窝

内侧窝

外侧窝

髂耻束

膀胱

A: 体壁间疝；　　　B: 腹股沟直疝；　　　C: 股疝；
D: 闭孔疝；　　　　E: 前内膀胱上疝；　　F: 后内膀胱上疝；
G: 外侧内膀胱上疝

图127 **解剖和疝的分类**

膀胱上疝分为疝囊向膀胱周围伸展成为内疝的内膀胱上疝，以及伸展到腹侧成为外疝的外膀胱
上疝。根据疝囊的伸展方向，内膀胱上疝分为3种类型：前内膀胱上疝，右或者左外侧内膀胱
上疝，后内膀胱上疝。

Ⅱ 膀胱上窝疝（supravesical hernia）

膀胱上窝疝是疝环位于膀胱上窝即脐正中韧带（正中脐襞）和脐内侧韧带（脐内侧襞）之
间的疝。

1. 解剖及疝的分类

分为疝囊向膀胱周围伸展成为内疝的内膀胱上疝和伸展到腹侧成为外疝的外膀胱上疝。

外膀胱上疝可以成为体壁间疝（旁注→参照第133页），也可成为腹股沟直疝。另外，向背
侧的可以成为股疝和闭孔疝。

根据疝囊的伸展方向，内膀胱上疝分为3种类型：前内膀胱上疝，右或者左外侧内膀胱上
疝，后内膀胱上疝（图127）。另外，又分为伸展到耻骨后方Retzius间隙的耻骨后膀胱上疝和压
迫膀胱壁伸向膀胱内腔方向的内陷膀胱上疝。

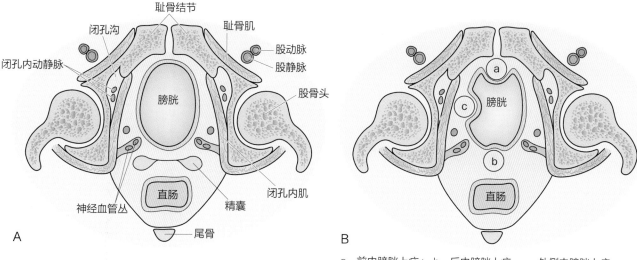

图中标注（A图）：

耻骨结节　耻骨肌
闭孔沟
闭孔内动静脉　　股动脉
　　　　　　　股静脉
膀胱
股骨头
神经血管丛　　　闭孔内肌
　　　　精囊
尾骨

A

图中标注（B图）：

a
膀胱
c
b
直肠

B

a: 前内膀胱上疝；　b: 后内膀胱上疝；　c: 外侧内膀胱上疝

图128 CT 诊断

膀胱部位的 CT 横断图（A）。本病的诊断并不容易，CT 检查很重要，多数情况下膀胱的压迫是唯一重要的表现。

2. 诊断

作为肠梗阻发病，但诊断并不容易。CT 检查显示膀胱的压迫是唯一的表现，如果有这一表现应该想到本病（**图128**）。

3. 治疗

外侧型可以采用通常针对腹股沟和股疝的术式，内侧型则应通过腹腔镜对疝环进行精细的检查和治疗，有必要使用补片加强。

> **旁注** 体壁间疝和 interstitial 疝
>
> 体壁间疝的定义，1661 年 Bartholin 首次描述以来至今未变，为突出于腹壁各层间的疝。而且，最近又将其分成 3 个亚型，即：① preperitoneal（腹膜和腹横筋膜之间）；② interstitial（腹横筋膜、腹横肌、腹内斜肌、腹外斜肌各层之间）；③ superficial（腹外斜肌和皮肤之间，或者腹股沟区的腱膜中）。
>
> 这一分型与 Spigelian 疝的分类相似（Spigelian 疝部分→参照第 109 ～ 114 页）。interstitial 亚型在男性中比较多见。
>
> 但也有将 interparietal 和 interstitial 作为同义词使用的文献，因此有必要在确认上述定义基础上再阅读文献。
>
> 腹股沟疝手术中，Gilbert 曾描述了在外侧三角（腹股沟疝部分→参照第 20 页，**图15**）作为 interstitial 疝的再发，强调了外侧三角的重要性。此后，Read 提出了 interstitial 疝的复发在 Lichtenstein 修补术后最容易发生。对此，Amid 提倡改善 Lichtenstein 法。即：即使在 Lichtenstein 法也应该充分加强外侧三角。

膀胱疝定义为膀胱一部分从腹部或骨盆部的正常或异常开口突出的状态。病例报道显示疝可以从腹股沟部、腹股沟阴囊部或闭孔脱出。

Jaboulay 根据脱出的膀胱和腹膜的关系将膀胱疝分为3个类型，即：①腹膜只覆盖脱出膀胱一部分的腹膜旁型（图 129A）；②脱出膀胱无腹膜覆盖的腹膜外型（图 129B、E、F）；③脱出膀胱完全被腹膜覆盖的腹膜内型（图 129C、D）。有报道显示腹膜旁型最多，腹膜内型稀少，腹膜外型更加稀少。在行腹股沟部的疝手术时，有可

能误将滑脱的膀胱壁当作腹股沟直疝疝囊，从而在术中损伤膀胱，有必要在手术时时刻注意此事。

治疗是在还纳膀胱后，使用补片在各个部位行无张力疝修补术。此时需要注意的是，在膀胱壁附近使用可吸收线，绝对不要将补片固定于膀胱壁，而且尽可能使补片远离膀胱。

补片侵蚀膀胱及假肿瘤的形成，可于术后长时间后产生，有治疗的必要。

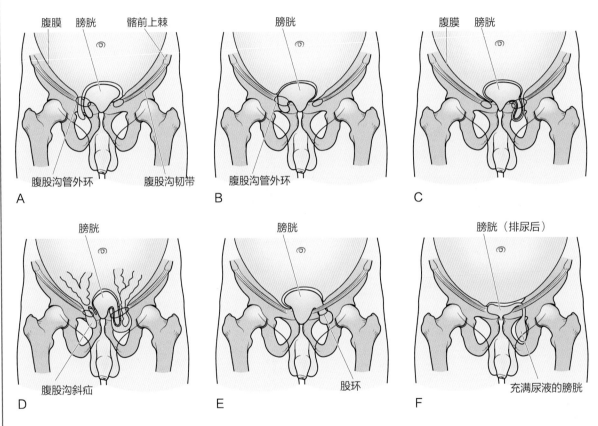

图 129 膀胱疝的分类

A：腹膜旁型疝。在膀胱疝中发生率最高。
B：右侧的腹膜外型疝。通常比较小，呈直疝状态脱出。
C：腹膜内型疝。常常存在完全的腹膜疝囊。
D：开始为腹股沟斜疝（右侧），之后成为包括膀胱和肠管的腹股沟外疝的腹膜内型疝（左侧）。
E：作为腹膜外型疝，膀胱越过股环呈股疝状态。
F：有狭窄结合部的憩室样膀胱位于骨盆内。

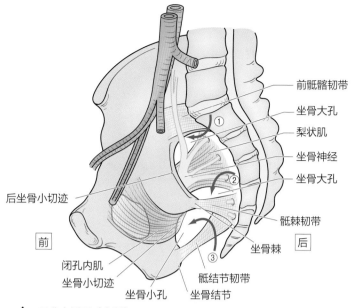

A 骨盆内侧面（右侧）
①梨状肌上疝；②梨状肌腺下疝；③坐骨小孔疝

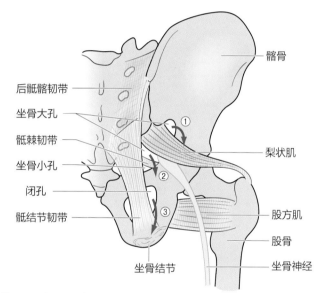

B 骨盆背侧面（右侧）
①梨状肌上疝；②梨状肌腺下疝；③坐骨小孔疝

图130 坐骨孔的解剖

Ⅲ 坐骨疝（sciatic hernia）

坐骨疝是稀少的骨盆疝之一，至 1958 年仅报道了 39 例病例。但是，1998 年 Miklos 等对慢性骨盆痛的 1100 位女性患者施行腹腔镜检查后，诊断 20 人为坐骨疝。在全部患者中，疝内容物为单侧的卵巢或伴有输卵管的卵巢。参照这一数据，坐骨疝的发生率约为 1.8%。即使在一般女性，坐骨疝也不像想象的那样稀少。

1. 解剖

坐骨大孔是由坐骨大切迹、骶骨、骶棘韧带（坐骨棘和骶骨下部，尾骨上部间的韧带）及骶

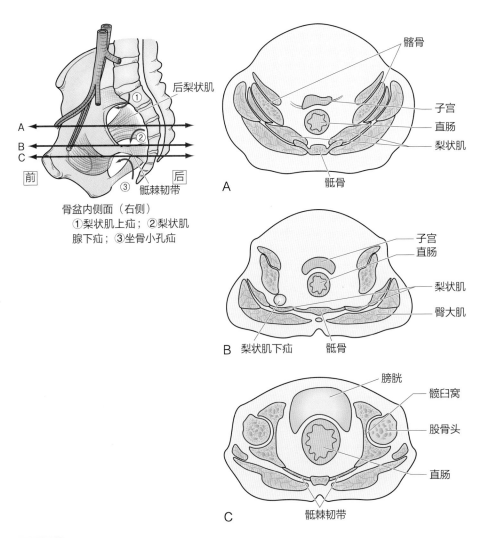

后梨状肌

① 梨状肌上疝

A

B

C

前 后

③ 骶棘韧带

骨盆内侧面（右侧）
①梨状肌上疝；②梨状肌
腺下疝；③坐骨小孔疝

髂骨

子宫
直肠
梨状肌

骶骨

A

子宫
直肠

梨状肌

臀大肌

B 梨状肌下疝　骶骨

膀胱

髋臼窝

股骨头

直肠

C 骶棘韧带

图 131 **坐骨疝的 CT 检查结果**

梨状肌下孔疝的 CT 检查如图所示。梨状肌水平的横断面从头侧按 A、B、C 的顺序显示。在梨状肌下孔疝中，梨状肌足侧可见疝囊，其尾侧水平可见骶棘韧带。

结节韧带（骶骨尾骨的背面外侧和坐骨结节间的韧带）所包围的部位。

坐骨小孔是由坐骨小切迹、骶棘韧带及骶结节韧带所包围的部位。坐骨大孔是从骶骨的骨盆侧到股骨大转子，几乎被梨状肌所占据，其上下间隙分别有臀上动静脉和神经及臀下动静脉和神经、坐骨神经穿过。从梨状肌上孔发病的梨状肌上疝与梨状肌下疝和坐骨小孔疝相比发生率更高（**图 130**）。

2. 诊断

CT 检查对于诊断有帮助。从梨状肌和骶棘韧带的位置关系可以鉴别 3 种类型的疝（**图 131**）。

3. 治疗

到达疝环的方法有经腹和经臀大肌等方法。为了能检查原因直视疝环，前者经常被推荐。对于女性患者，疝环是卵巢窝，腹腔镜下可以在子宫阔韧带的背侧寻找疝环。推荐使用补片进行疝环的闭锁与加强。

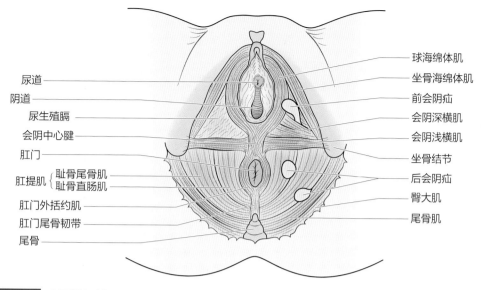

尿道
阴道
尿生殖膈
会阴中心腱
肛门
肛提肌 {耻骨尾骨肌 耻骨直肠肌
肛门外括约肌
肛门尾骨韧带
尾骨

球海绵体肌
坐骨海绵体肌
前会阴疝
会阴深横肌
会阴浅横肌
坐骨结节
后会阴疝
臀大肌
尾骨肌

图 132 会阴的解剖

Ⅳ 会阴疝（perineal hernia）

会阴疝是稀少的骨盆疝中的一种，通过骨盆底的肌肉或筋膜脱出至会阴的疝。会阴疝与坐骨直肠疝、阴部疝、阴道疝、Douglas（直肠阴道）疝是同义词，多见于女性。本病根据原因分为被认为是手术后切口疝的继发性疝、与手术无关的原发性疝。后者以会阴浅横肌为界线，分为前、后两部分。

1. 解剖

会阴是占据骨盆出口的软组织的总称，以会阴浅横肌为界背侧主要由肛提肌群和来自尾骨肌的骨盆隔膜，而腹侧由两侧耻骨支间的会阴深横肌及来自其上下较厚筋膜的尿生殖膜组成。因此，外阴疝是只在女性发病的会阴疝。此外，表现为向大阴唇突出的亦称为阴唇疝，一般从球海绵体肌、坐骨海绵体肌及会阴横肌所围成的三角形部分脱出。后会阴疝从肛提肌中，或从肛提肌与尾骨肌之间脱出（**图 132**）。

2. 治疗

到达疝环的方法包括经腹和经会阴的方法，如果从疝内容物的处理较容易，能够直视疝环的理由来看，推荐使用经腹法。另外，推荐腹腔镜下还纳疝内容物，使用补片对疝环进行 3cm 以上的重叠覆盖的方法。

A 腹股沟疝
B 股疝
C 腹壁疝
D 造口旁疝
E 骨盆壁疝
F 腹腔内疝

F 腹腔内疝

I 总论

没有既往手术史的肠梗阻其原因各种各样，诊断和治疗的决策一般比较困难，其病因之一是腹内疝。腹内疝非常罕见，占以 SBO 为主要临床表现的 0.5%~5.8%，但其概念尚不统一。

1. 结肠及结肠系膜的基本知识

思考内疝的发生时，在【基础篇】讲述的作为发生学上的体干周围筋膜构成的解释（基础的 Tobin 等和佐藤等的解释）是不可或缺的（参照基础篇→第 2~16 页）。此外，肠扭转的相关知识也是不可或缺的（参照基础篇→第 2~16 页），利用这些知识就会理解腹内疝。

2. 临床表现及诊断

腹腔内疝的临床症状为肠梗阻的症状。在过去的很长一段时期内，该病的术前确诊非常困难。随着影像学的进步，近年来依靠 CT 确诊的病例报道正在不断增多，特别是多层螺旋 CT（MDCT）使得原来在单层 CT（SSCT）难以显示的肠系膜及空腔脏器的结构更加清晰地显示出来。

3. 名词的定义及分类

内疝多采用 Steinke 于 1932 年提出的定义"脏器，特别是肠管进入体腔的窝或孔中的疝"，同时还沿用他提出的分类体系（图 133）。这一定义对于腹壁疝也同样适用，但只要将"体腔内"替换为"体腔内脏器"就契合腹腔内疝的定义了。

另外，根据日本解剖学会的《解剖学用语》，在内疝中所使用的"裂孔"一词所对应的名词有 hiatus 和 lacuna。hiatus 指的是开口较大的裂孔，lucuna 指的是较小的空洞、凹陷。而"裂孔"则兼有这两个名词的意思。在子宫阔韧带疝，有贯穿腹侧叶和背侧叶的小孔型和疝囊位于腹侧叶和背侧叶之间的小袋型，在多数情况下使用前者的描述。有鉴于此，所谓"裂孔"无论在使用其贯穿物体意思的情况下，还是在相同的内疝中，都有贯穿和裂孔两个单词混合的意思。如果不把相关名词的定义弄清楚，将无法整理内疝的定义。

Estrada 对腹腔内疝的分类包括：①伴有疝囊的先天性疝；②不伴有疝囊的先天性疝；③后天性的腹腔内疝。这样便于理解，而且将先天性疝分为与肠旋转和粘连有关的疝和无关的疝就更容易理解了。根据这一分类，进一步将①分为十二指肠旁疝、肠系膜内疝、盲肠周围疝、乙状结肠系膜内疝，将②分为大网膜裂孔疝、肝镰状韧带疝、肠憩室血管带疝、子宫阔韧带疝。另外，将③分为由炎症及外伤引起的后天性疝及手术引发的疝。但是这种分类是根据网膜腔的位置，也

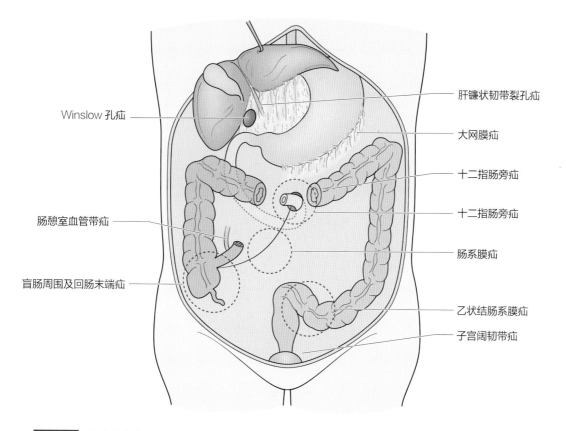

Winslow 孔疝

肠憩室血管带疝

盲肠周围及回肠末端疝

肝镰状韧带裂孔疝

大网膜疝

十二指肠旁疝

十二指肠旁疝

肠系膜疝

乙状结肠系膜疝

子宫阔韧带疝

图 133 腹腔内内疝

内疝定义为"脏器,特别是肠管进入体腔的窝或孔中的疝"。将"体腔内"替换为"体腔内脏器"就契合腹腔内疝本来的定义。

就是疝囊的情况来分类的,所以对于临床医生,尤其是对于外科医生来说,实际意义不大。因此希望有针对相关脏器进行的分类方法。本书中的内疝是以脏器名称为主要对象进行的分类。不过,前面提到的 Estrada 分类相关的发生学的观点,对于外科医生来说是尚未掌握但不可或缺的知识。

自从 1932 年 Steinke 提出内疝的定义以来,尽管已经经过这么多年,关于内疝的定义尚未统一。因为阐述内疝时没有名词的具体定义,特别是英语和日语之间的不同导致了极大的混乱。此外,不同地方名称的定义也有不同。有必要从名词的定义和发生学包括发病机制的角度出发对内疝的定义加以统一。

A 腹股沟疝

B 股疝

C 腹壁疝

D 造口旁疝

E 骨盆壁疝

F 腹腔内疝

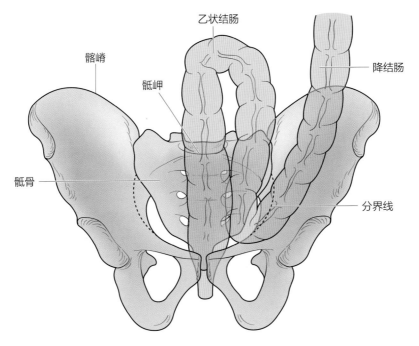

髂嵴

骶岬

骶骨

乙状结肠

降结肠

分界线

图 134 **乙状结肠的定义**

各个国家和不同作者对乙状结肠的定义有所不同。但其界线有髂嵴、分界线、骶岬、第三骶骨等。

Ⅱ 乙状结肠系膜相关内疝

在乙状结肠系膜相关的内疝中，解剖学上名词的使用不知不觉中走向了错误的方向。所以应改善这一现象，从发生学角度讨论乙状结肠系膜。

1. 结肠及结肠系膜的基础知识

"基础篇"中提到了佐藤和 Tobin 的解释是发生学的体干周围筋膜构成的解释基础，躯干在发生学上可被认为是多层结构（基础篇→参照第 3 页），而且也描述了肠管以肠系膜上动脉为中心进行肠转位从而收纳至腹腔中（基础篇→参照第 4 页）。为了理解以下内容，必须先了解这部分知识。

2. 乙状结肠的定义（图 134）

乙状结肠的定义与后面讲到的乙状结肠系膜的讨论密切相关，但不同的书上定义也不尽相同，这使得乙状结肠系膜相关的解剖定义变得困难。关于乙状结肠的起始部位分成了从髂嵴起始和从分界线起始两种观点，而且与直肠的界线也分为骶岬起始和第三骶骨起始。从文字起源上来说，乙状结肠来自希腊语中 Σ 字母形状，因此，笔者认为从分界线开始为乙状结肠更为恰当。

本书中采用《大肠癌处理规约》中的定义：乙状结肠是指从左髂嵴至骶岬的一段结肠。

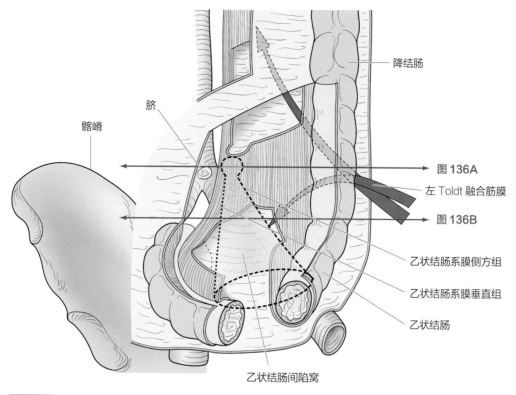

A	腹股沟疝
B	股疝
C	腹壁疝
D	造口旁疝
E	骨盆壁疝
F	腹腔内疝

降结肠

脐

髂嵴

图 136A

左 Toldt 融合筋膜

图 136B

乙状结肠系膜侧方组

乙状结肠系膜垂直组

乙状结肠

乙状结肠间陷窝

图 135 降结肠、乙状结肠的愈合筋膜和乙状结肠间陷窝的解剖图

乙状结肠间陷窝的腹侧是乙状结肠系膜左（背侧）叶，背侧是壁腹膜，左右是两个乙状结肠系膜根（垂直组和侧方组）包围，左下方形成开放的空间，呈典型的扇形。

乙状结肠和降结肠的交界处是髂嵴，只要 BMI 不是特别高的人，其位置相当于脐水平，而且脐基本上与主动脉的分叉处头侧大体一致（**图 135**）。

3. 乙状结肠系膜及其愈合筋膜和乙状结肠间陷窝

降结肠和乙状结肠在发生学上是通过背侧肠系膜附着于背侧腹壁上，有一定的活动性，在这一肠系膜内还有神经和血管走行。肠转位结束时，降结肠系膜的左（背侧）叶部分与壁腹膜融合形成左 Toldt 融合筋膜，降结肠的活动性因此消失（**图 135**）。与此相对应的是乙状结肠毗邻关系随着其长度和位置有较大的变异。而且在乙状结肠系膜背侧的发育过程中存在着未融合的部分，这部分形成了乙状结肠陷窝。乙状结肠陷窝的腹侧为乙状结肠系膜左（背侧）叶，背侧为壁腹膜，陷窝左右两侧分别为乙状结肠的两个肠系膜根（垂直组和侧方组），它们包围于左足侧部分形成一展开的空间，呈典型的扇形（**图 135**）。所以，在将乙状结肠的起始部位作为分界线的定义中，侧方组就成为起始点。

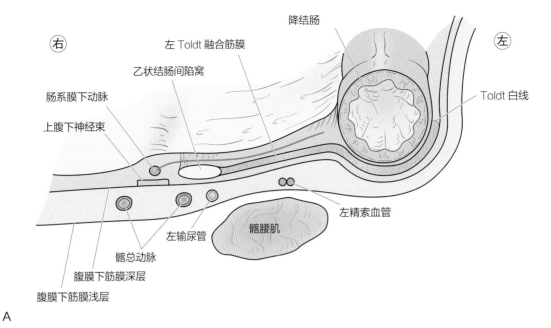

右

降结肠

左

左 Toldt 融合筋膜

乙状结肠间陷窝

肠系膜下动脉

上腹下神经束

Toldt 白线

左精索血管

左输尿管

髂总动脉

髂腰肌

腹膜下筋膜深层

腹膜下筋膜浅层

A

右

乙状结肠

左

左 Toldt 融合筋膜

乙状结肠陷窝

肠系膜下动脉

腹下神经

直肠固有筋膜

Toldt 白线

左精索血管

髂腰肌

髂总动脉

左输尿管

腹膜下筋膜深层

腹膜下筋膜浅层

B

图136 **降结肠系膜的融合及其断面图**

A：降结肠断面图。降结肠与壁腹膜融合不全的部分形成了乙状结肠间陷窝。这一部分内恰好在左输尿管的腹侧。

B：乙状结肠横截面图。乙状结肠系膜与壁腹膜未融合的凹陷是乙状结肠陷窝。

　　此外，这一乙状结肠窝的最头侧部分存在一片较小的腹膜凹陷，即乙状结肠间陷窝（intersigmoid fossa）。乙状结肠间陷窝是 Hensing 在 1742 年发现的，但是最早准确记载的却是 Treitz。在这一陷窝的入口背侧，走行着左髂总动脉。左输尿管横跨其外侧的髂总血管，大致与睾丸（卵巢）血管平行走行。其深度从小至很小到大至 8cm 多种多样，是乙状结肠相关的陷窝。另外，在法国这一凹陷被认为是降结肠系膜的内侧部融合缺如形成的（**图135**，**图136A**）。而且许多论文支持 Tololt 学说，即在部位上肾脏和主动脉间沟的部分融合延迟是形成乙状结肠间陷窝的成因，因此，认为降结肠的融合缺如是合乎逻辑的。要注意的是，不能将乙状结肠陷窝与乙状

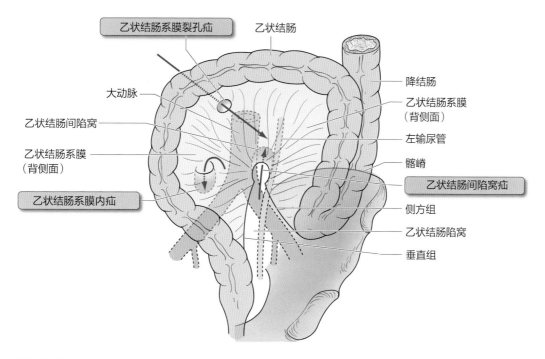

乙状结肠系膜裂孔疝　　　乙状结肠

大动脉

乙状结肠间陷窝

乙状结肠系膜
（背侧面）

乙状结肠系膜内疝

降结肠

乙状结肠系膜
（背侧面）

左输尿管

髂嵴

乙状结肠间陷窝疝

侧方组

乙状结肠陷窝

垂直组

图137　乙状结肠相关疝（乙状结肠系膜窝展开图）

乙状结肠间陷窝疝是指进入乙状结肠间陷窝的疝。

乙状结肠系膜裂孔疝是指结肠系膜上的裂孔呈打开状态，但没疝囊的疝。

乙状结肠系膜内疝是指乙状结肠系膜上形成的凹陷成为疝囊的疝。

结肠间陷窝混淆。当然乙状结肠间陷窝并不是解剖学上的名词。

在关于乙状结肠的断面（图136B）中，加上了乙状结肠陷窝。

4. 乙状结肠系膜相关内疝的定义及鉴别

乙状结肠系膜相关的内疝，根据 Benson 等的分类可以分为：①乙状结肠间陷窝疝（intersigmoid hernia）；②乙状结肠系膜裂孔疝（transmesosigmoid hernia）；③乙状结肠系膜内疝（intramesosigmoid hernia）。

乙状结肠如图137 所示向头侧展开，乙状结肠间陷窝是在乙状结肠陷窝最头侧入口处如小屋样的狭小空间，可以视诊和触诊。左输尿管在其背侧走行，肠管进入到这一陷窝内的疝称为乙状结肠间陷窝疝。Eve 于 1885 年首次准确记载了乙状结肠间陷窝疝。患者 63 岁女性，检查发现其乙状结肠向右侧移位，扩张的小肠连接于闭塞处，将肛门侧 7in（17.8cm）的回肠从卵圆形的开口部位取出。

乙状结肠系膜裂孔疝是指结肠系膜上的裂孔处于开放状态，但无疝囊（图137）。

乙状结肠系膜内疝是指乙状结肠系膜的左（背侧）叶或右（腹侧）叶上形成的陷窝内有肠管进入的疝（图137）。因此，有必要充分鉴别乙状结肠间陷窝疝与乙状结肠系膜内疝，前者的原因是由于融合不完全，后者的原因是结肠系膜有陷窝形成。

A 腹股沟疝

B 股疝

C 腹壁疝

D 造口旁疝

E 骨盆壁疝

F 腹腔内疝

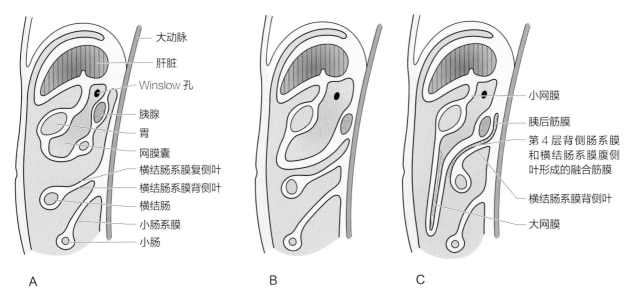

图138 上腹部矢状面解剖图显示的胃与横结肠的关系

大网膜是在胎儿发育到第5~6周时，背侧肠系膜向足侧延伸形成的属于胃的组织（A → B）。横结肠系膜与胃和大网膜之间并没有任何关系，在肠旋转的最后阶段，背侧肠系膜（大网膜）的第4层与横结肠系膜腹侧叶融合（C）。

在日本，直到20世纪50年代，一直使用"乙状结肠间陷窝"这一名词，进入20世纪60年代逐步演变为"乙状结肠系膜窝"。乙状结肠系膜窝是指"乙状结肠系膜"的"窝"的意思，而乙状结肠间陷窝的本来意思并不是"乙状结肠系膜"的"窝"，不得不说这两个词的意思完全不同。此外，由"乙状结肠系膜"的"窝"形成的疝的意思，与乙状结肠系膜内疝的意思相同，所以笔者认为表达得不准确。

5. 治疗

该病的治疗在术前明确诊断后需立即进行手术。本病较少需要切除肠管，如果能在腹腔镜下还纳疝内容物，应同时将裂孔和开口部分予以缝合即可治愈。

Ⅲ 横结肠系膜相关内疝

腹腔内内疝中，涉及横结肠系膜的发病率较少，是稀少的疾病。术前诊断一直是一个难题，但最近有报道表明，随着MDCT的发展，部分病例能够术前诊断。特别是CT重建成像（冠状面）是非常有用的。

1. 胃与横结肠的关系——特别是与横结肠中央部的关系

如需获得大肠的整体影像，无法省略横结肠的关系。关于这一部位的关系在现存的著作中有很多错误。

将肠管转位及融合筋膜与这部分内容相结合，会有利于对该部位膜结构的理解。既被称作胃结肠韧带的结构是将胃和横结肠连接起来的系膜，也就是大网膜。大网膜本来是背侧肠系膜（也称为胃后系膜）向足侧延伸而形成的，是胃的附属结构。横结肠系膜分为腹侧叶和背侧叶，与胃完全没有关系。但是，肠转位的最后阶段，背侧肠系膜的第4层与横结肠系膜腹叶侧融合

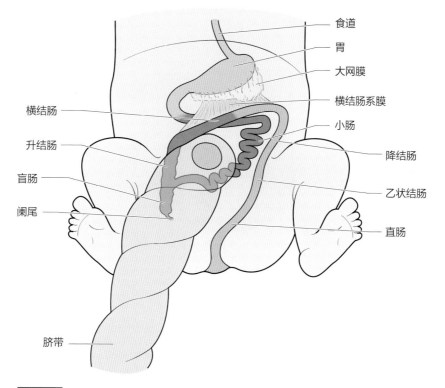

图 139 前肠、中肠、后肠的范围

食道、胃及排泄胆汁的乳头部来源于前肠，乳头以下至横结肠左侧 1/3 来源于中肠，横结肠左 1/3 之后来源于后肠。

（图 138）。如果不掌握以上知识就会脱离外科临床解剖的现实，有很多书籍多年来一直将网膜囊的后壁误认为横结肠系膜的腹侧叶。当然，网膜囊的背侧壁是背侧肠系膜的第 3 层，属于胃的组织，在这一层的背侧是背侧肠系膜的第 4 层和横结肠系膜腹侧叶的融合筋膜。

2. 横结肠系膜相关内疝的观点

横结肠系膜的异常开口处发生的疝，在日本使用"横结肠系膜内疝"或"横结肠系膜裂孔疝"，两个词的意思大体相同。其中从横结肠系膜贯穿网膜囊背侧壁的浆膜，疝内容物嵌入网膜囊的情况称为"两叶缺损型"，没有完全贯穿横结肠系膜全层，疝内容物停留于系膜间的称为"单叶缺损型"，但这些名词并不是基于发生学或解剖学的用语。从发生学上，包含网膜囊背侧壁的背侧肠系膜的浆膜，来自于胎儿期的背侧肠系膜属于前肠来源。同时，横结肠系膜的腹侧叶和背侧叶的右 2/3 来源于中肠，左侧 1/3 则来源于后肠（图 139）。

A 腹股沟疝

B 股疝

C 腹壁疝

D 造口旁疝

E 骨盆壁疝

F 腹腔内疝

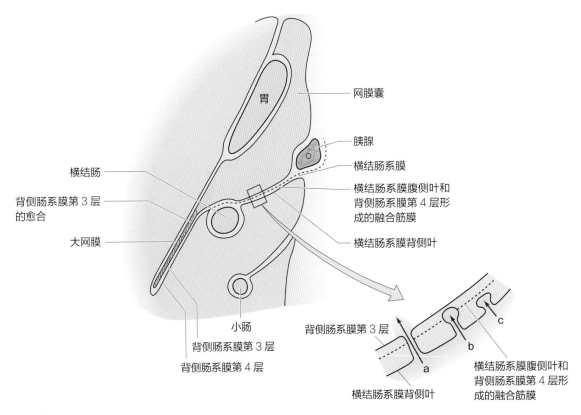

图140 横结肠系膜相关的内疝

从网膜囊到横结肠系膜背侧叶的结构由3层构成。包括网膜囊后壁的浆膜（发生学上这个膜也是背侧肠系膜）、背侧肠系膜的浆膜与横结肠系膜的腹侧叶形成的融合筋膜及横结肠系膜的背侧叶。分为横结肠系膜裂孔胃后疝（a）、横结肠系膜裂孔疝（b）、横结肠系膜内疝（c）。

　　从网膜囊的角度观察，从网膜囊到横结肠系膜背侧叶共有3层结构（**图140**）。即网膜囊背侧壁的浆膜（背侧肠系膜第3层）、背侧肠系膜第4层的浆膜与横结肠系膜腹侧叶形成的融合筋膜（以下简称为融合筋膜）及横结肠系膜背侧叶。前面提到的两叶缺损型疝是指贯穿了包括网膜囊背侧壁浆膜在内的前肠来源的膜结构，及中肠（左侧1/3是后肠）来源的膜结构的疝（**图140a**）。单叶缺损型的疝进一步分为两类。即贯穿了融合筋膜和横结肠系膜背侧叶的疝（**图140b**），以及只贯穿横结肠系膜背侧叶而未贯穿融合筋膜的疝（**图140c**）。

　　参考乙状结肠系膜相关内疝的分类方法，肠管从横结肠系膜裂孔进入到网膜囊内的"两叶缺损型"本来应该被记载为贯穿横结肠系膜和背侧肠系膜的第3层和第4层裂孔的疝，但为了方便，称为横结肠系膜裂孔胃后疝（transmesocolic–retrogastric hernia）（**图141a**）。"单叶缺损型"是指进入横结肠系膜的系膜内的疝，希望将其分为贯穿融合筋膜和横结肠系膜背侧叶的横结肠系膜裂孔疝（transtransverse mesocolon hernia）（但严密地讲，是贯穿融合筋膜而不只是结肠系膜的裂孔）及未贯穿融合筋膜，只是贯穿横结肠系膜背侧叶的横结肠系膜内疝（intertransverse mesocolon hernia）。但是区分横结肠系膜裂孔疝和横结肠系膜内疝的融合筋膜的弹性纤维很薄，能否严密地鉴别两者是个难题。

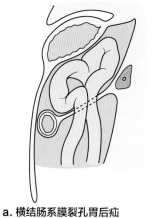

a. 横结肠系膜裂孔胃后疝

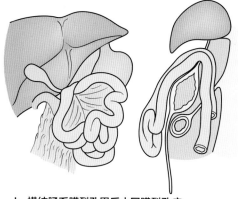

b. 横结肠系膜裂孔胃后小网膜裂孔疝

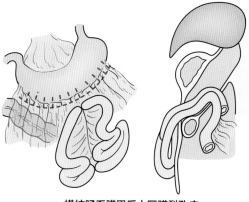

c. 横结肠系膜胃后大网膜裂孔疝

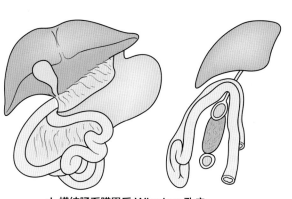

d. 横结肠系膜胃后 Winslow 孔疝

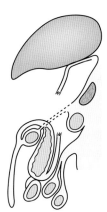

e. 横结肠系膜下部胃疝

图141 横结肠系膜裂孔胃后疝（a）的特殊类型（b~e）

　　此外，横结肠系膜裂孔胃后疝还有一些特殊类型，包括从小网膜脱出的横结肠系膜裂孔胃后小网膜裂孔疝（transmesocolic-retrogastric supra-gastric hernia）（**图141b**），从大网膜脱出的横结肠系膜胃后大网膜裂孔疝（transmesocolic-retrogastric transomental hernia）（**图141c**），从 Winslow 孔脱出的横结肠系膜胃后 Winslow 孔疝（transmesocolic-retrogastric trans-epiploic foramen of winslow hernia）（**图141 d**），以及位于 transmesocolic-retrogastric 处发生的横结肠系膜下部胃疝（transmesocolic infra gastric hernia）（**图141e**）。

A 腹股沟疝

B 股疝

C 腹壁疝

D 造口旁疝

E 骨盆壁疝

F 腹腔内疝

3. 治疗

在治疗上，明确术前诊断后，如果能够在腹腔镜下还纳疝内容物的话，缝合关闭裂孔及开口部分即可治愈。在还纳比较困难的情况下，如果术前可以胃肠减压，则可进行最小限度的开腹手术。但是，如 Winslow 孔疝部分所描述的那样，如果考虑为 re-entrant hernia 等情况下，应立即中转开腹。

Ⅳ 十二指肠旁疝（paraduodenal hernia）

十二指肠旁疝是以 Treitz 韧带周围的凹陷部为疝门的内疝的一种，但在欧美占腹腔内疝的50%。

1. 历史

1889 年，Moynihan 记载了位于十二指肠第四部分周围的 9 个十二指肠旁的腹膜凹陷，而且认为这些腹膜凹陷来源于发生学进展期间产生的融合，是十二指肠旁疝的原因（**图 142**）。之后，其中 5 种类型被认为在临床上比较重要。1923 年，Andrews 认为作为十二指肠旁疝形成的发生学基础，肠管转位的先天性异常是小肠突入到腹膜背侧的原因。关于疝囊的形成，因为无法理解 Moynihan 的概念，为了说明疝囊整体，提出了 Andrews 的肠系膜体壁的概念，之后赞成这一理论的学者越来越多。但是，因为存在肠系膜体壁概念无法解释的病例，1932 年，Papez 提出了疝囊形成相关的 Papez 的概念（Papez's concept：胚外体腔说），追随这一理论的研究者也不少。

目前多数记载根据 Gray 的胚胎学理论，将以上 5 种十二指肠旁疝大体上分为左右十二指肠旁空肠陷窝疝（**图 143**）。但是，也有很多 Gray 理论无法解释的病例，如伴有无十二指肠第三部形成的肠转位异常的疝。这些并不符合上述疝的定义，即将 Treitz 韧带周围的凹陷部作为疝门，疝囊存在于升结肠系膜背侧或外侧，多数被作为十二指肠右旁疝被报道出来。因此有必要明确十二指肠旁疝的定义。

另外，结肠系膜间陷窝的发生率比较少，也可以认为是横结肠系膜相关的特殊类型。因此，本章接下来以左右十二指肠旁疝为主线进行描述。关于疝囊形成的原理还没有形成定论，有必要理解肠系膜体壁概念和 Papez 的概念。

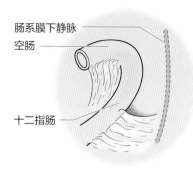

肠系膜下静脉
空肠
十二指肠

a. 十二指肠下窝

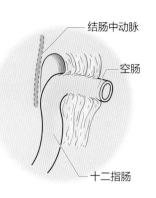

肠系膜下静脉
空肠
十二指肠

b. 十二指肠上窝

结肠中动脉
空肠
十二指肠

c. 结肠系膜间窝

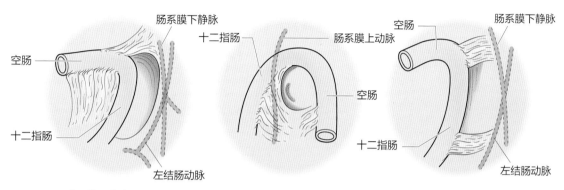

肠系膜下静脉
空肠
十二指肠
左结肠动脉

d. 十二指肠旁窝

十二指肠
肠系膜上动脉
空肠
十二指肠

e. 肠系膜体壁窝

空肠
肠系膜下静脉
十二指肠
左结肠动脉

f. 结肠系膜窝

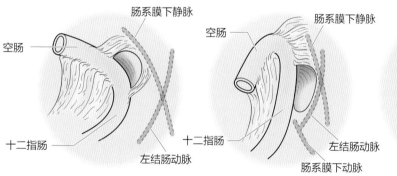

空肠
肠系膜下静脉
十二指肠
左结肠动脉

g. 十二指肠后窝

空肠
肠系膜下静脉
十二指肠
左结肠动脉
肠系膜下动脉

h. 十二指肠空肠窝

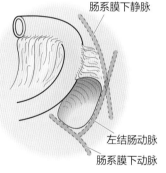

肠系膜下静脉
左结肠动脉
肠系膜下动脉

i. 十二指肠下窝

图142 Moynihan 的十二指肠旁疝的分类

Moynihan 记载了十二指肠第 4 部分周边的 9 个十二指肠旁的腹膜窝。

A 腹股沟疝

B 股疝

C 腹壁疝

D 造口旁疝

E 骨盆壁疝

F 腹腔内疝

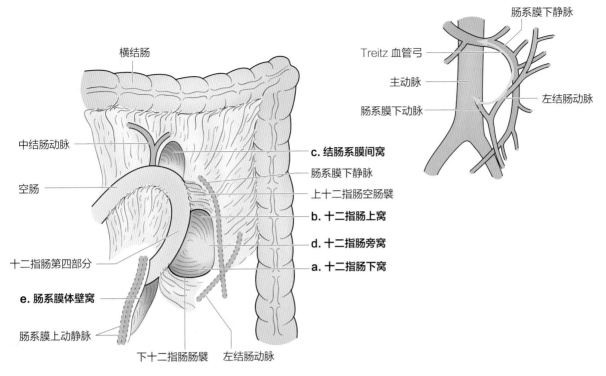

横结肠

中结肠动脉

空肠

十二指肠第四部分

e. 肠系膜体壁窝

肠系膜上动静脉

下十二指肠肠襞　左结肠动脉

c. 结肠系膜间窝

肠系膜下静脉

上十二指肠空肠襞

b. 十二指肠上窝

d. 十二指肠旁窝

a. 十二指肠下窝

肠系膜下静脉

Treitz 血管弓

主动脉

肠系膜下动脉

左结肠动脉

图 143 **临床上重要的 5 种十二指肠旁疝**

Moynihan 之后，人们认为临床上比较重要的十二指肠旁疝有 5 种（a~e）。

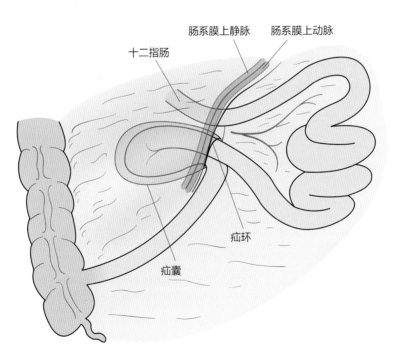

十二指肠

肠系膜上静脉　肠系膜上动脉

疝环

疝囊

图 144 **十二指肠右旁疝**

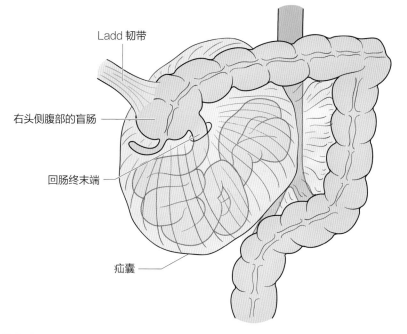

右头侧腹部的盲肠 ———

Ladd 韧带

回肠终末端 ———

疝囊 ———

图145 **巨大十二指肠右旁疝**
发生十二指肠右侧旁疝的肠管范围可以由单一肠袢到全部小肠。

2. 发生

a 肠系膜体壁的概念（mesenterico-parietal concept）（基础篇→参照第6页，图3）

　　十二指肠右旁疝在解剖学上常有面向正中右侧疝囊的疝开口部，一般情况下，面向内侧略偏尾侧。升结肠系膜和横结肠系膜形成了疝囊的腹壁侧，但肠系膜上动脉（superior mesenteric artery：SMA）和回结肠动脉位于疝囊的游离缘（门）（**图144**）。内容物的范围从单一肠袢到全部小肠（**图145**）。肠系膜体壁概念中，十二指肠右旁疝的头侧脚（前动脉脚），在 SMA 的周围不能正常转位时形成的小肠部分残留在动脉的右侧。肠系膜体壁窝（mesenterico-paritetal fossa，waldeyer's fossa）是形成了十二指肠右旁疝的解剖学基础。Gray 的 5 种类型分类中，相当于唯一的右侧的十二指肠旁疝。足侧脚（后动脉脚）继续其正常的肠转位，升结肠系膜与后腹膜的愈合，在原始体腔中是肠管陷入的原因（**图146**）。

　　另一方面，临床上存在的左十二指肠空肠窝有下面 3 个（**图143**），分别是：①位于十二指肠升部的左侧，上缘是十二指肠襞，存在于后腹膜的十二指肠上窝（superior duodenal fossa，Treitz's fossa）；②位于十二指肠升部背侧的十二指肠下窝（inferior duodenal fossa，Treitz's fossa）；③位于十二指肠升部旁边左侧的十二指肠旁窝（paraduodenal fossa，landzert's fossa）。

A 腹股沟疝
B 股疝
C 腹壁疝
D 造口旁疝
E 骨盆壁疝
F 腹腔内疝

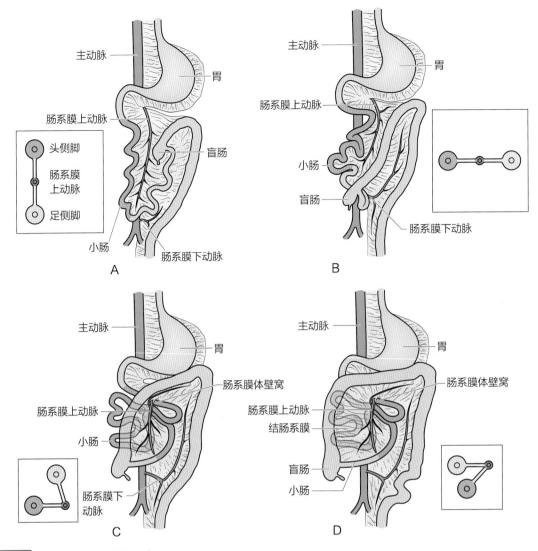

图146 十二指肠右旁疝的形成

十二指肠右旁疝是因头侧脚（前动脉脚）无法在肠系膜上动脉进行正常的转位形成的，小肠部留在了右侧。肠系膜体壁窝形成了十二指肠右旁疝。

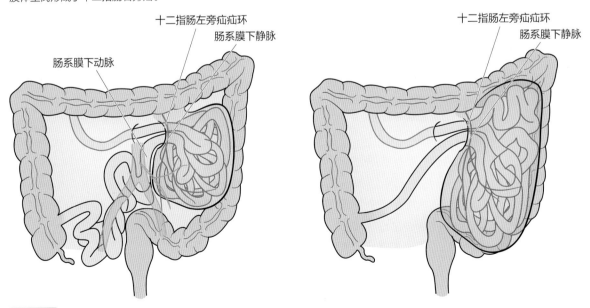

图147 十二指肠左旁疝

疝囊内容物为各种各样的小肠，通常在疝环的腹侧有肠系膜下静脉走行。

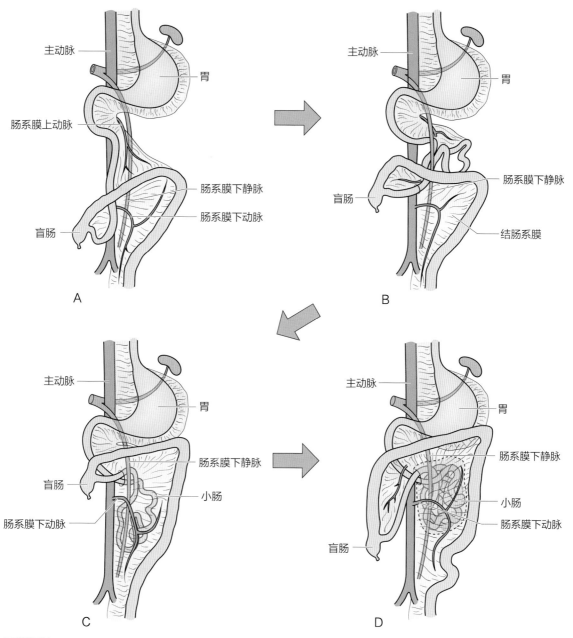

图 148 由肠系膜体壁概念演绎的十二指肠左旁疝的形成学说

　　十二指肠左旁疝的疝内容物为各种长度的小肠。通常在疝环的腹侧有肠系膜下静脉走行（**图147**），这种情况中，虽然小肠转位可以正常进行，但降结肠系膜固定于后腹膜时，小肠被封闭到肠系膜下静脉左侧、背侧及降结肠系膜的背侧而形成疝，这是由肠系膜体壁概念形成的十二指肠左旁疝（**图 148**）。

　　另外，其他观点认为小肠袢在胚胎发育 10 周返回腹腔期间，进入到尚未融合的降结肠系膜中。随后，结肠系膜与后腹膜融合时形成了疝囊。这一理论有以下事实支持，即肠系膜下动脉（inferior mesenteric artery：IMA）、肠系膜下静脉（inferior mesenteric vein：IMV）和左结肠动脉的开口部位一致，称为 Treitz 血管弓（**图 143**），疝囊前壁由降结肠系膜形成，而且盲肠完全转位，位于正常的解剖学位置。疝囊的入口处并不能看到十二指肠。此外，疝囊内回肠的长度也长短不一（**图 149**）。

A 腹股沟疝

B 股疝

C 腹壁疝

D 造口旁疝

E 骨盆壁疝

F 腹腔内疝

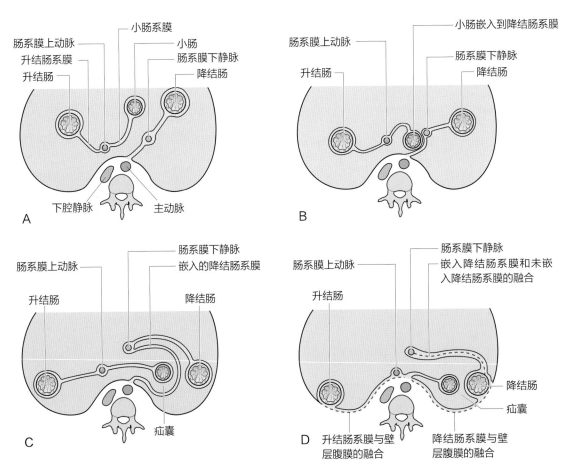

图 149 另一种十二指肠左旁疝的形成学说

小肠祥在胚胎发育第 10 周，小肠返回腹腔期间存在着尚未愈合的降结肠系膜（A）。此时小肠嵌入至肠系膜下静脉背侧的降结肠系膜（B、C）之后，降结肠系膜与背侧壁层腹膜融合形成了疝囊。

ⓑ Papez 的概念（Papez's concept: 胚外体腔学说）

但是，存在着用上述肠系膜体壁学说无法解释的疝囊，这些疝囊与肠系膜完全无关（图 150，紫色部分）。在实际病例中通过疝环水平的水平断面观察，发现确实存在着无法解释的疝囊（图 150）。借助于 1923 年的 Papez 学说，Batson、Laslie、Chaurasia 等得出结论，无论怎样试着思考肠转位异常，结肠系膜都无法形成疝囊。Papez 的理论认为中肠祥存在于脐带中，在返回腹腔内时将胚外体腔（extraembryonic coelom）也拉进腹腔内（concealed umbilical hernia）。Batson 思考了 Papez 学说中疝囊形成的模型（图 151）。这一无血管胚外体腔囊继发地与升或降结肠系膜融合，从而形成十二指肠右或左旁疝。有时无法和结肠融合，会形成特殊的疝囊，这种状态亦称为向内脐膨出（internal omphalocele）。

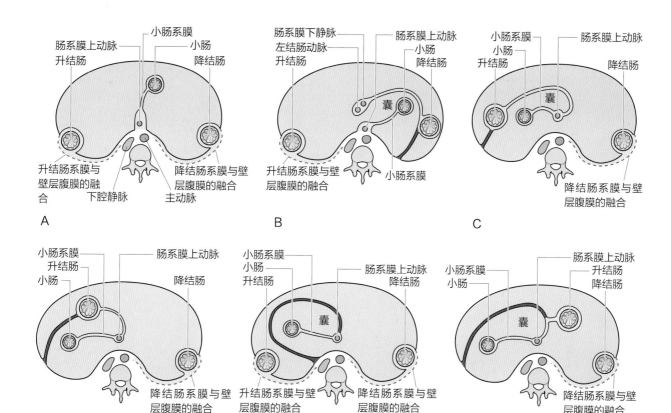

图 150　肠系膜体壁学说无法解释的疝囊形成

A：正常腹膜关系。

B：肠系膜体壁学说解释的十二指肠左旁疝的疝囊形成。

C：在十二指肠右旁疝中，升结肠位于疝囊的内侧。

D：在十二指肠右旁疝中，升结肠位于疝囊的腹侧。

E：在十二指肠右旁疝中，升结肠位于疝囊的背侧。

F：在十二指肠的右旁疝中，升结肠由于转位不良位于左侧。

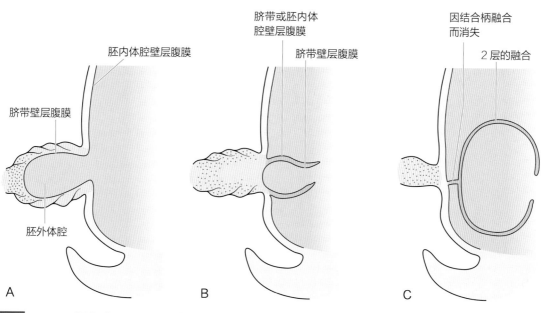

图 151　Papez 学说（Batson 模型）

中肠袢位于脐带中，进入腹腔内时，胚胎体腔也被拉入腹腔内的学说。

A　腹股沟疝

B　股疝

C　腹壁疝

D　造口旁疝

E　骨盆壁疝

F　腹腔内疝

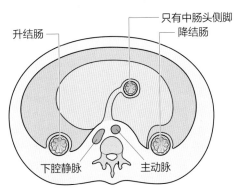

a. 胚外体腔疝
（没有开口处，正常的肠转位）

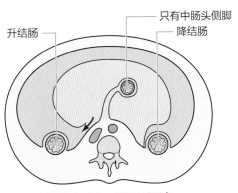

b. 左胚外体腔疝（十二指肠左旁疝）
（有向右侧的开口，正常的肠转位）

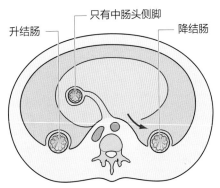

c. 右胚外体腔疝（十二指肠右旁疝）
（有向左侧的开口，正常的肠转位）

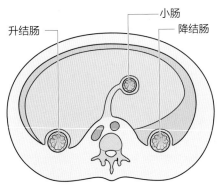

d. 胚外体腔疝
（没有开口处，正常的肠转位）

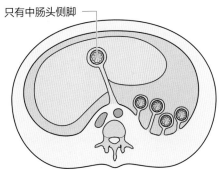

e. 胚外体腔疝
（没有开口处，结肠位置异常）

图152 胚外体腔学说

　　使用这一胚外体腔学说，可以解释所有的十二指肠左旁疝、十二指肠右旁疝相关的疝囊病理状态，特别是可以说明合并属于降结肠和壁层腹膜的融合不全的 persistent descending mesocolon 的十二指肠左旁疝。这样 Jackson veil、Ladd 韧带，还有 dominal cocoon 等过去所倡导的各种各样的腹腔内膜样结构就更加容易理解了（**图152**）（旁注：腹腔内的膜样结构→参照第 159~160 页）。

3. 治疗

　　嵌顿或绞窄性十二指肠旁疝的最有效治疗方法是急诊手术。如果不予处理的话，闭塞性内疝患者死亡率超过 50%。左右疝的手术方式由于疝的发生学原因的差异而有所不同。

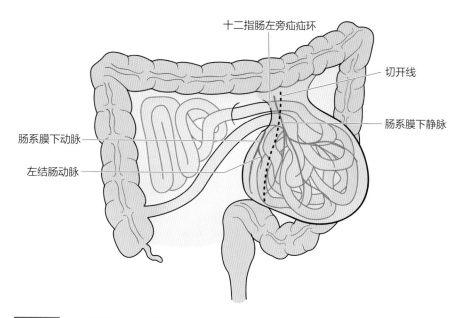

十二指肠左旁疝疝环

切开线

肠系膜下静脉

肠系膜下动脉

左结肠动脉

图153 **十二指肠左旁疝的手术方法**

单纯的疝无法牵拉还纳情况下的手术入路可以切断肠系膜下静脉（IMV）和肠系膜下动脉（IMA）的末梢支，从而切开降结肠系膜，然后将小肠还纳至腹腔内。

　　十二指肠左旁疝中通过将输出端小肠轻柔地拉出，很多情况下可以还纳小肠。如果还纳能够顺利完成，可以将开口处的腹膜皱襞与小肠或十二指肠空肠曲的肠系膜缝合，即可完成治疗。在缝合过程中，应时刻注意确认 IMV，原因是其形成了疝囊的腹侧壁。

　　当无法完成疝的简单牵拉还纳时，需要果断地改变手术方式。Bartlett 等通过切断 IMA 的末梢分支和 IMV 进而切开降结肠系膜，然后将小肠还纳至腹腔内（**图153**）。Willwerth 等保留了 IMV 后还纳了十二指肠左旁疝，即在疝囊右侧确定 IMV，于静脉右侧切开并向足侧延伸，这样可以使肠管从 IMV 背侧进行还纳。为了闭合疝囊，将 IMV 相连腹膜与后方的腹膜缝合。更加安全的方法是左结肠外侧入路和内侧入路到达疝囊的术式。根据疝囊的大小，也可行腹腔镜下手术。

　　十二指肠右旁疝的手术方法并没有那么大的意见分歧。通常是由于异常的肠转位使小肠位于升结肠的背侧。采用内侧及后腹膜入路，通过移动升结肠和盲肠，可以将小肠从疝囊中还纳。这种方法可以将十二指肠、空肠及大部分回肠移至腹腔的右侧。为避免以后诊断上的混乱应同时切除阑尾。这与中肠扭转的手术（lsdd's procedure）相同（**图154**）。因为 SMA 是疝囊前壁的一部分，因此，要注意避免切开至疝囊的这一领域。虽然有时也有记载显示将十二指肠右旁疝疝囊内的小肠拉出后，直接缝合闭锁疝环，但在十二指肠位置异常时，要充分考虑空肠的过度屈曲并导致小肠梗阻的发生的可能。

　　关于偶然发现的十二指肠旁疝的治疗现在还存在意见分歧。Barlett 等描述为"所有十二指肠旁疝都有致死的可能性，也有引起绞窄性肠梗阻的可能性"。

A 腹股沟疝

B 股疝

C 腹壁疝

D 造口旁疝

E 骨盆壁疝

F 腹腔内疝

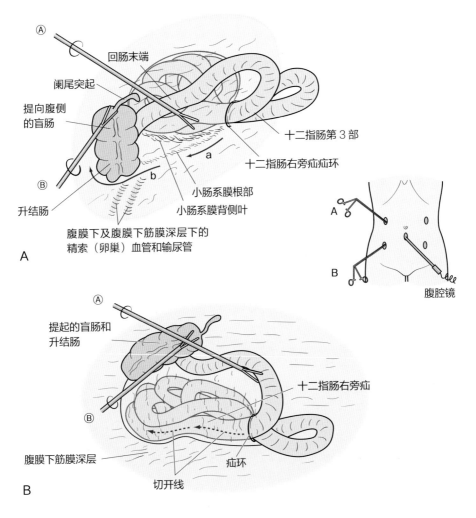

A

B

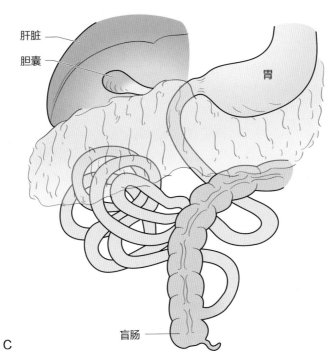

C

图154 **十二指肠右旁疝的手术技巧**

在内侧后腹膜入路中，移动升结肠和盲肠后（A的a、b），可以将小肠从疝囊还纳（B）。这一方法可以将十二指肠、空肠和大部分的回肠移动到腹腔的右侧（C）。

A 腹股沟疝

B 股疝

C 腹壁疝

D 造口旁疝

E 骨盆壁疝

F 腹腔内疝

旁注 腹腔内的膜样结构（Ladd 韧带、Jackson veil、腹茧症）

在腹腔内存在着仅用发生学上的肠转位异常无法解释的膜样结构。腹膜韧带（Ladd 韧带）也是其中之一。Ladd 发现各种类型的肠转位异常综合征中源自盲肠和升结肠或结肠肝曲的腹膜韧带是十二指肠狭窄的原因，可引起小肠扭转，这种情况下将这一韧带切断是一种治疗办法（**图155**）。但在 Ladd 韧带之前，Jackson 指出右侧结肠和后腹膜之间有一膜样结构，称为 Jackson veil。因此，在腹膜韧带方面，Jsckson 应为鼻祖。

Jackson veil 可以分为 4 种类型（**图 156**）。这些 Ladd 韧带、Jackson veil 的成因尚不明确。如**图 150** 所示，如果作为膜样结构的一部分加以考虑的话，则更加容易理

解。如果从这一意义上讲，用胚外体腔学说可以解释（**图157**）。

还有一种腹腔内膜样结构是腹茧症。1978 年 Foo 等进行了报道，属于纤维性被膜包裹腹腔内脏器引起的疾病。首发症状多为急性或亚急性的腹痛，可以发现腹部的肿块。依靠术前检查来确定诊断比较困难，但通过消化道造影检查会发现出现特征性的小肠菜花样改变。依靠包括 CT 在内的术前影像学检查确定膜样结构大多比较困难。另外，Wei 等根据脏器被覆盖的程度，将其分为 3 种类型：Ⅰ型为膜覆盖了一部分小肠，Ⅱ型为膜覆盖了全部小肠，Ⅲ型为膜覆盖了全部小肠和其他脏器。其中Ⅰ型最多，其

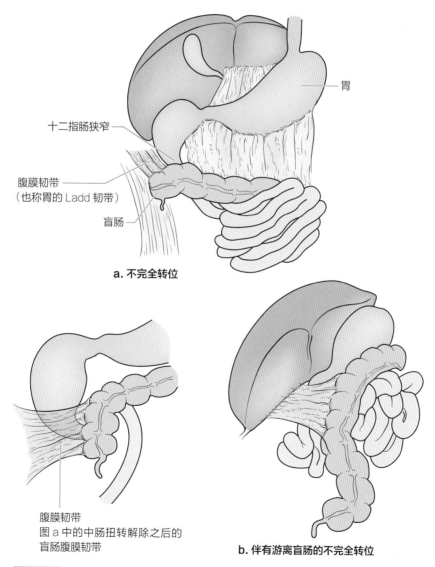

a. 不完全转位

胃

十二指肠狭窄

腹膜韧带（也称的 Ladd 韧带）

盲肠

腹膜韧带
图 a 中的中肠扭转解除之后的盲肠腹膜韧带

b. 伴有游离盲肠的不完全转位

图 155 肠转位异常和腹膜韧带（Ladd 韧带）

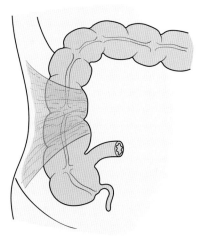

a. 1 型

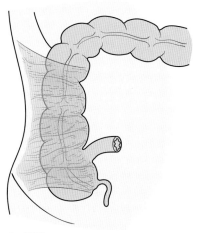

b. 2 型

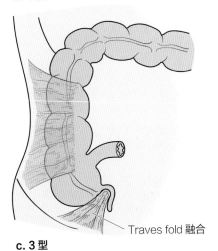

Traves fold 融合

c. 3 型

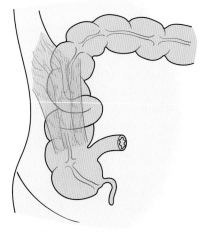

d. 4 型

图 156 Jackson veil

Jackson veil 可分为 4 种类型。

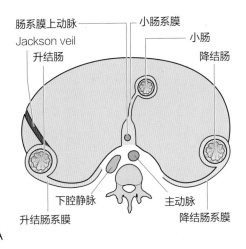

肠系膜上动脉 — 小肠系膜

Jackson veil

升结肠 — 小肠

降结肠

升结肠系膜

下腔静脉 — 主动脉

降结肠系膜

A

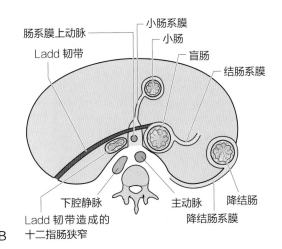

肠系膜上动脉 — 小肠系膜

Ladd 韧带 — 小肠

盲肠

结肠系膜

下腔静脉 — 主动脉 — 降结肠

Ladd 韧带造成的 十二指肠狭窄

降结肠系膜

B

图 157 Jackson veil 和 Ladd 韧带

Jackson veil（A）和 Ladd 韧带（B）是腹腔内膜样构造的一部分。

次为Ⅱ型、Ⅲ型。在腹茧症多合并大网膜的形成异常和肠轴扭转。病理学上被膜表现为陈旧纤维组织和非特异性炎症细胞浸润为其特征。如图 152 所示是胚外体腔说的腹腔内囊本身。

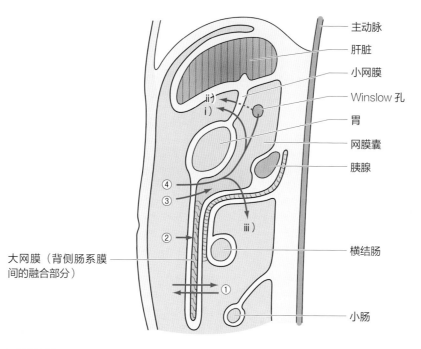

主动脉

肝脏

小网膜

Winslow 孔

胃

网膜囊

胰腺

横结肠

小肠

大网膜（背侧肠系膜
间的融合部分）

图158 大网膜疝的分类及路径

V 大网膜疝（omental hernia，epiploic hernia）

　　大网膜相关疝大体上可以分为大网膜裂孔疝（transomental hernia）和大网膜内疝（intraomental hernia）。前者占绝大多数。

　　从发生学的角度讲，大网膜其实就是背侧肠系膜的延长部分，因为向足侧下垂，在足侧本该是两层的部分融合成一层大网组织。而且横结肠的足侧大部分未形成网膜囊（横结肠系膜相关疝→参照第 146 页，**图 140**）。

　　所以，大网膜疝大体上分为只与大网膜相关的疝和与网膜囊相关的疝两种基本类型。前者贯穿横结肠足侧大网膜的类型，包括腹背方向贯穿的疝和背腹方向贯穿的疝（**图 158 ①**）。此外，还包括大网膜内疝（**图 158 ②**）。后者则是指与网膜囊相关的疝，包括贯穿大网膜，疝进入网膜囊内的类型（**图 158 ③**）。作为其亚型，根据从网膜囊再次返回腹腔时的路径，分为：i）于小网膜引发的疝；ii）于 winslow 引发的疝；iii）于横结肠系膜及网膜囊背侧的浆膜处引发的疝（横结肠系膜相关疝→参照第 144 页）（**图 158 ④**）。

　　关于治疗，术前诊断明确后，如果腹腔镜下能够还纳疝内容物的小肠，裂孔及腔隙的闭锁比较容易。

A 腹股沟疝

B 股疝

C 腹壁疝

D 造口旁疝

E 骨盆壁疝

F 腹腔内疝

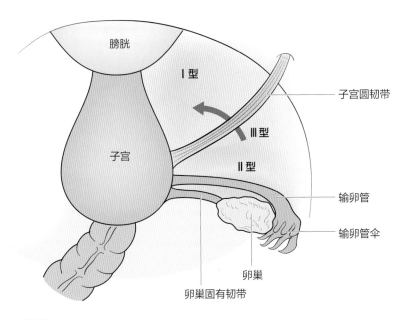

图 159　Cilley 的分类

Ⅵ 子宫阔韧带疝（hernia of the broad ligment of the uterus）

子宫阔韧带疝是指因子宫阔韧带上出现裂孔或产生孔道，肠管进入其中而产生的疝，是极其罕见的疾病。

1. 原因及分类

病因包括后天性和先天性因素。前者包括因妊娠和分娩造成的骨盆内炎症或外科手术。无生育史的患者的缺损可能是由于子宫阔韧带内的囊胞结构（mesonephric 或 mullerian ducts）的先天性残留自然破裂而产生。

缺损根据其形状和位置进行分类。Hunt 分类包括伴有两侧腹膜层缺损的 fenestra 型和伴有单侧缺损的 pouch 型两种类型。因为未行组织学检查，所以实际情况是腹膜缺损或只存在凹陷并不明确。Cilley 根据位置分为 3 型：Ⅰ 型缺损位于子宫圆韧带足侧的子宫阔韧带，Ⅱ 型缺损位于子宫圆韧带头侧的子宫阔韧带，Ⅲ 型缺损位于子宫圆韧带从头侧至足侧的子宫阔韧带（图 159）。

2. 临床表现

首发症状一般表现为小肠疝或梗阻。也有文献报道了伴有尿路梗阻的疝和伴随坏死的卵巢扭转。

3. 治疗

采用外科手术治疗。首先在开腹或腹腔镜下，患者取仰卧位，术者小心拉出绞窄或嵌顿的疝内容物，切除无法恢复血供的肠管。为了防止肠梗阻的复发，可以缝合缺损处，或者完全切开子宫阔韧带。

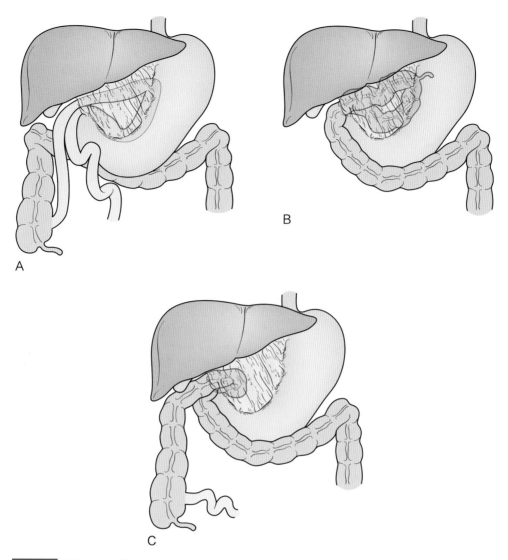

图 160 Winslow 孔疝

根据嵌入脏器种类分为 3 型。包括小肠嵌入（A）、回盲部和升结肠嵌入（B）、横结肠嵌入（C）。

Ⅶ Winslow 孔疝（hernia through the foramen of Winslow）

　　肠管通过 Winslow 孔（foramen of Winslow）嵌入网膜囊内称为 Winslow 孔疝，是非常罕见的疾病。此外，后讲的 re-entrant hernia 更加危险，必须加以认识。

1. 解剖及发病机制

　　胃在发育过程中因为肝脏发育增大已没有转位的余地。胃左动脉与肝动脉残留于接近正中线的胃小弯。这些血管走行于肝胃韧带和肝十二指肠韧带中。肝胃韧带来源于腹侧肠系膜，成人后形成小网膜。在这一过程中，在胃的背侧形成孔道，称为网膜囊。此囊通过 Winslow 孔和腹腔相通，Winslow 孔的腹侧缘为肝十二指肠韧带。

　　由于腹腔内和网膜囊的压力不均衡，肠管被吸入到网膜囊内，通畅的路径是通过 Winslow 孔。将此定义为 Winslow 孔疝。根据嵌入脏器的不同分为小肠嵌入、回盲部和升结肠嵌入、横结肠嵌入等 3 种（**图 160**）。

A 腹股沟疝

B 股疝

C 腹壁疝

D 造口旁疝

E 骨盆壁疝

F 腹腔内疝

2. 治疗

早期虽然因嵌顿器官不同而有所不同，但肠管还纳并不是很困难，可行腹腔镜下手术。但是随着时间的推移逐渐变得困难，因此，有必要按照下面的顺序进行还纳。

一只手轻柔地牵拉肠管，同时另一只手向外侧挤压疝内容物。用这一操作无法复位时，将小网膜于肝胃韧带的部分打开，一只手牵拉肠管，另一只手为了协助还纳可同时从网膜囊内压迫同一肠系膜。

通过上述操作无法完成还纳时，可引流嵌顿肠管中的气体和液体以减压。脱出脏器含有盲肠时，也从阑尾处插入减压管。

将十二指肠与胰腺头部一起移动，此操作虽然不能扩大 Winslow 孔，但可以避免肝十二指肠韧带的损伤。

怀疑发生了肠管绞窄、坏死坏疽时，应开放小网膜，切开肠管减压并还纳，之后再决定是否切除肠管。

在关腹之前需进行以下检查：①有无医源性的裂口；②还纳的肠系膜很长或有肠转位异常时，为了防止肠扭转的发生是否需要固定；③存在游离盲肠时是否需要固定升结肠；④是否有必要切除阑尾。但有观点认为不能闭合 Winslow 孔。

旁注 re-entrant 疝

外科医生在遇到发生疝的肠管经小网膜囊再次进入腹膜腔的情况时，必须认识到它的危险性（**图 161**）。Roberts 称之为 re-entrant 疝。小网膜右外侧的肝十二指肠韧带呈束带样结构，不能和融合形成的束带混为一谈。re-entrant 肠扭转时特别危险。盲肠减压后疝可以还纳。不能切断束带样结构。

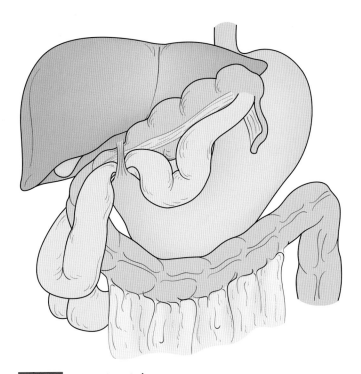

图 161 re-entrant 疝
发生了 Winslow 孔疝的肠管在小网膜再次进入腹腔内。

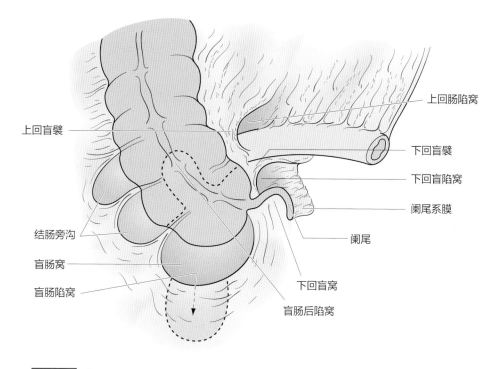

上回盲襞

上回肠陷窝

下回盲襞

下回盲陷窝

阑尾系膜

阑尾

结肠旁沟

盲肠窝

盲肠陷窝

下回盲窝

盲肠后陷窝

图 162 盲肠周围疝

Ⅷ 盲肠周围疝（pericecal hernia，paracecal hernia）

盲肠周围疝是指肠管嵌入存在于盲肠周围先天性的腹膜陷窝、沟及窝中而产生的疝。大致分为 4 种类型。在英国称为 paracecal（beside the cecum）hernia，在美国的文献中则称为 pericecal（around the cecum）hernia。

1. 解剖及疝的分类

图 162 中显示了盲肠周围皱襞及陷窝、窝、沟等。肠管进入这些凹陷中是疝形成的原因。根据 Meyer 等的分类分为 4 种类型：①内侧型盲肠周围疝（上回盲陷窝型、下回盲陷窝型及阑尾后窝型）；②盲肠后陷窝型疝；③外侧型盲肠周围疝；④无法分类的疝。

2. 治疗

通过外科手段将嵌顿肠管还纳，缝合闭合疝环或开放疝环。当然，也可以进行腹腔镜下手术。术中有必要确认是否并存肠管转位异常。

Ⅸ 肝镰状韧带裂孔疝（hernia involving the falciform ligament）

1. 解剖

肝镰状韧带（falciform ligament）本来属于腹侧肠系膜，起自腹侧腹壁（脐部），经肝左叶的头侧表面延伸至横膈膜。以此韧带为界，解剖学上将肝左叶分为外侧叶和内侧叶。

肝镰状韧带的游离缘包括肝圆韧带（round ligament），此为左脐静脉的残留部分。右脐静脉在发生的初期便消失了。左脐静脉将胎盘血液运至胎儿，出生时闭合。这一脉管的残留长度不等，

A 腹股沟疝

B 股疝

C 腹壁疝

D 造口旁疝

E 骨盆壁疝

F 腹腔内疝

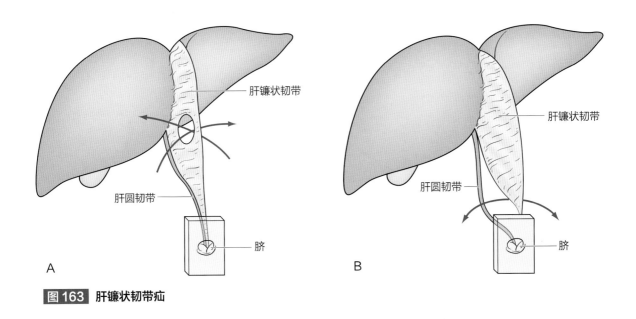

肝镰状韧带

肝圆韧带

脐

A

肝镰状韧带

肝圆韧带

脐

B

图163 肝镰状韧带疝

左脐静脉在肝内的部分变成了静脉韧带，将门脉左支与肝左静脉或下腔静脉连接在一起（Arantius 管）。所以肝镰状韧带是左脐静脉的系膜。

2. 形态及治疗

有报道将肝镰状韧带裂孔疝分为两种：1 型是肝镰状韧带上有圆形或椭圆形的裂孔（**图163A**）。2 型是肝圆韧带未在肝镰状韧带中通过，两者之间形成了三角形的裂孔（**图163B**）。后者的肝镰状韧带并未形成裂孔，实际上不能称为肝镰状韧带裂孔疝。

在治疗上，还纳嵌顿肠管，切开肝镰状韧带即可。

Ⅹ 肠系膜疝——特别是 Treves 区域裂孔疝（Treves' field pouch hernia）

通常，肠系膜疝分为两种，即无疝囊的肠系膜缺损处疝和有疝囊的肠系膜疝。已经在乙状结肠系膜相关疝→参照第 143 页和横结肠系膜相关疝→参照第 145 页中加以记载。

1. 解剖

Treves 最早记载终末回肠的肠系膜缺损。其部位为肠系膜上动脉分支的回结肠动脉及其终末回肠支与吻合支所围成的部位。这一吻合支为 4~8cm 长的回肠提供养分。这一区域之后被称为 Treves 区域，是肠系膜疝最好发的部位（**图164**）。Treves 区域裂孔疝属于肠系膜裂孔疝，是在 Treves 区域拥有开口部的疝，是稀有先天性内疝。

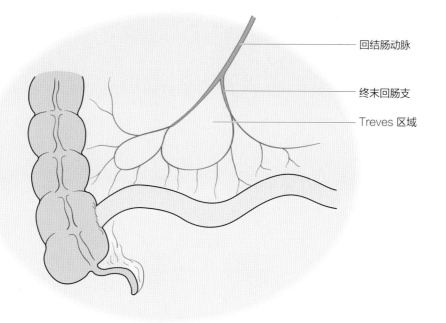

回结肠动脉

终末回肠支

Treves 区域

图 164 Treves 区域

Treves 区域是肠系膜上动脉的回结肠分支及其终末回肠支与吻合支所围成的区域。

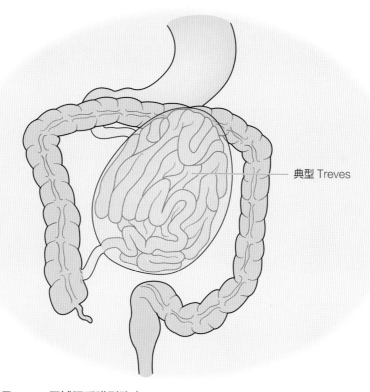

典型 Treves

图 165 Treves 区域肠系膜裂孔疝

Treves 区域裂孔疝是在 Treves 区域有疝囊的先天性内疝。是只报道过 9 例的极其稀有的疝。

2. 分类

Treves 区域裂孔疝伴有肠转位异常，而且有时疝内容物为全部小肠。所以根据 Papez 学说可以认为是一种特殊的类型（图 165）。

A 腹股沟疝

B 股疝

C 腹壁疝

D 造口旁疝

E 骨盆壁疝

F 腹腔内疝

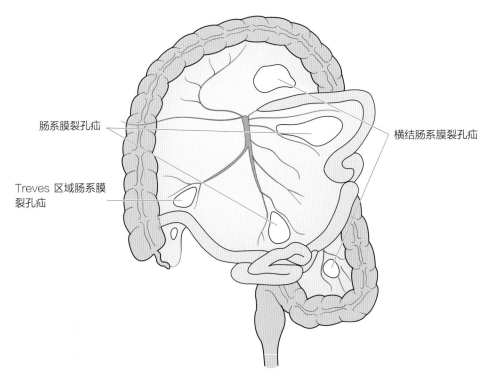

肠系膜裂孔疝

Treves 区域肠系膜
裂孔疝

横结肠系膜裂孔疝

图 166 **Treves 区域肠系膜裂孔疝**

Treves 区域肠系膜裂孔疝及其他的肠系膜疝，横结肠系膜裂孔疝。

Treves 区域肠系膜疝作为伴有裂孔的疝发病率比较高。有报道显示肠系膜裂孔疝越靠近空肠，疝环越大，发病率越低。最小的肠系膜缺损是阑尾系膜的缺损（图 166）。

3. 治疗

Treves 区域肠系膜裂孔疝的治疗包括肠管的还纳或切除，并闭锁疝环。但根据嵌入肠管的多少会有不同的情况。

Treves 区域肠系膜裂孔疝治疗上包括肠管的还纳或切除，并闭锁裂孔。

XI 肠憩室血管带（mesodiverticular vascular band）相关疝

肠憩室血管带是由胚胎时期为卵黄管提供营养的一对卵黄动脉中本该消失的残留结构而形成的。

发生及解剖

在发生初期，卵黄动脉沿着肠系膜的两侧走行，为卵黄管供给营养。两者一同从脐部出来并在卵黄囊处分支（图 167）。左卵黄动脉逐渐萎缩，右卵黄动脉发育成肠系膜上动脉。在这一血管退行变化的过程中，卵黄管和卵黄囊也一同消失，卵黄管一部分的残留随着血流的残留形成了 Meckel 憩室。

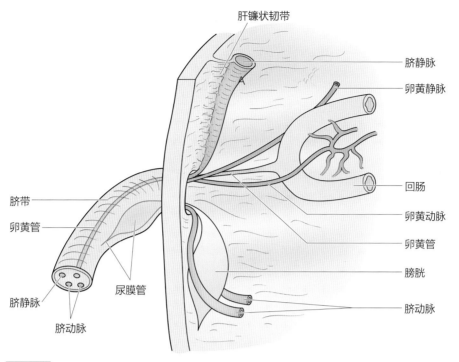

图 167 **退行期前的卵黄管和卵黄血管**

发生学上退行期前的卵黄构造

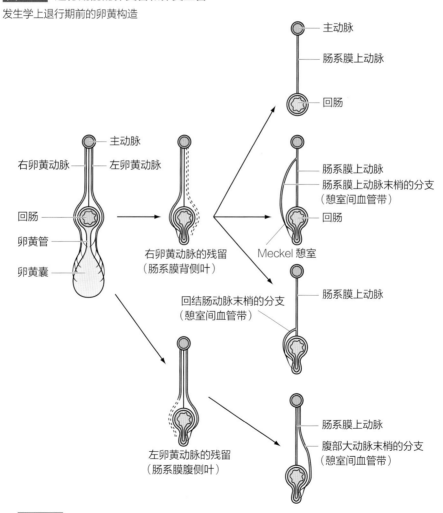

图 168 **卵黄管的残留形式**

卵黄管的残留形式是以动脉为中心分类的、以右卵黄动脉的残留为主的两种，以及以左卵黄动脉的残留为主的一种。

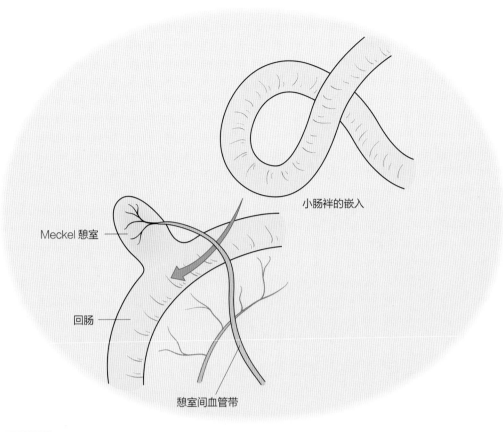

小肠袢的嵌入

Meckel 憩室

回肠

憩室间血管带

图169 **肠憩室血管带相关肠梗阻**
肠憩室血管带的环中陷入了一段小肠，形成了 SBO。

　　卵黄管的残留形式是以动脉为中心进行分类的、以右卵黄动脉的残留为主的两种，以及以左卵黄动脉的残留为主的一种。右卵黄动脉的残留分为：①肠系膜上动脉的最末梢分支的肠系膜背侧走行，最终到达了 meckel 憩室；②回结肠动脉附近分支的在肠系膜背侧走行，也到达了 Meckel 憩室。左卵黄动脉的残留是：腹部大动脉指节分支出来，最初在肠系膜内走行，中途在肠系膜腹侧走行，最后到达了 Meckel 憩室（**图168**）。左卵黄动脉还有残留时，直接在肠系膜内走行，中途在肠系膜腹侧走行，最后到达了 Meckel 憩室。由此可以判断卵黄动脉的由来是在腹膜的

旁注 偶尔检查出的 Meckel 憩室的对策

　　Meckel 憩室（incidentally detected meckel diverticulum）是胚胎时期卵黄肠管的残留。通常在回盲部回肠方向 40~90cm 的地方存在真性憩室。

　　其他的腹部手术中，偶尔遇到 Meckel 憩室，Mayo Clinic 总结了 1476 个病例，发现了 4 条规律：①男性；② 50 岁以上；③长度为 20mm 以上；④可以触及。但是，

之后在 163 例 Meckel 憩室癌和 6214 例非 Meckel 回肠癌的比较中得出了 Meckel 憩室是回肠癌的 "hot-spot"（容易发生突变的部位），也就是高度危险区域，并由此得出了偶尔检出的 Meckel 憩室应当在治疗时切除的结论。根据这篇论文，之前的论文作者 Wolff 和 Park，在后面的论文中也说道，Meckel 憩室的一并切除是不容置疑的。

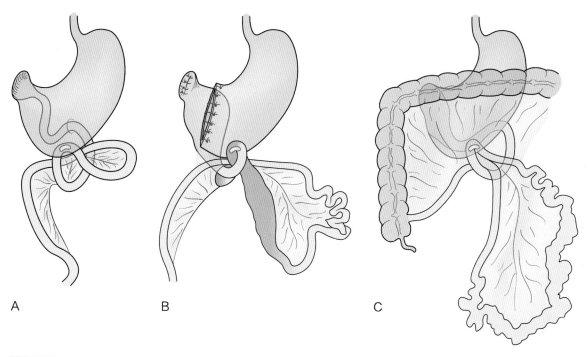

图170 Petersen 疝

A：针对幽门狭窄的胃空肠吻合。

B：幽门侧胃切除术后的 billroth Ⅱ 型吻合。

C：结肠后胃空肠吻合术后。

背侧还是腹侧。

综上所述，这些憩室间血管带经常成为肠梗阻的病因（**图169**）。这些血管带可以在组织学上确认为其索状物内的卵黄动脉，确诊为肠憩室血管带。

Ⅻ 后天性腹腔内疝——特别是 Petersen 疝

先天性的内疝前面已经介绍得很详细了，在这些疝的好发部位闭锁后可以有效地预防。但是在闭锁的过程中增加张力的缝合容易破裂，再次成为疝气的诱发因素，最终变成二重并发症。所以腹腔内的缝合技术，尤其是手术本身就是腹腔内医源性疝的原因。此外，就算不开腹，腹腔内的炎症瘢痕也是内疝的诱发因素。后天性的腹腔内内疝包括以上两种，分为医源性和炎症性两种。

Petersen 疝的概念

Petersen 疝当属医源性的内疝中的一种类型。胃相关的吻合引发的疝和 Petersen 疝的不同是本段的主题。

Petersen 疝是德国的外科医生 Petersen 在 1900 年报道的术后并发症。胃空肠吻合术和 billroth Ⅱ 型法相关的结肠前、结肠后的胃空肠吻合之后的吻合口后疝，共 3 种类型（**图170**）。

A 腹股沟疝

B 股疝

C 腹壁疝

D 造口旁疝

E 骨盆壁疝

F 腹腔内疝